느리게 나이 드는 비결 근육에 투자하라

느리게 나이 드는 비결
근육에 투자하라

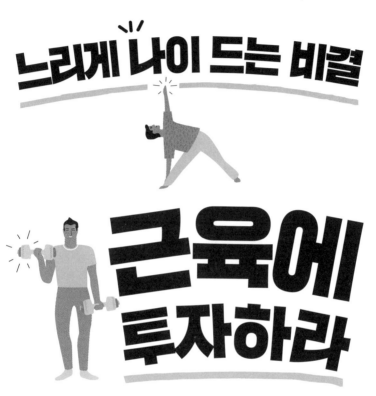

히구치 미쓰루 지음 | 송수영 옮김

이아소

10년 더 젊게,
안 아프게 사는 평생 솔루션

좀처럼 피곤을 모르고 늦게까지 일해도 활력이 있었는데 언제부턴가 슬슬 체력 저하를 실감한다.

또 일상적으로 '아이의 체력이 저하됐다', '저 선수는 체력이 형편없다' 등 체력이라는 말을 흔히 사용한다.

그렇다면 과연 체력의 정체는 무엇일까. '일상생활에서 육체적 활동을 무리 없이 할 수 있는 능력'이라 사전적으로 정의하고 있지만 아무리 생각해도 여전히 알듯 모를 듯 애매하다.

시대와 더불어 요구되는 체력이 변하고 있고, 최근엔 종종 건강과 연결 지어 '건강 체력'과 같은 의미로 사용하는 경우도 많아졌다.

갈수록 평균수명이 비약적으로 늘고 있다. 여기에는 보건 의료 시스템의 향상이 크게 공헌하였다. 그러나 한편으론 신체적으로 자립하여 생활을 영위할 수 있는 건강수명은 그리 길어지지 않은 현실도 이면에 엄연히 존재한다.

그렇기 때문에 왕성한 활동기 연령부터 건강 체력을 유지하고, 고령이 되어서도 자립적으로 건강하게 살기 위한 체력 증진 문제에 많은 관심이 집중되고 있다. 그리고 그 핵심이 근육 퇴화(근육량 감소와 근력 저하)이다.

나는 오랜 세월 노화에 동반되는 체력 저하의 원인과 더불어 건강의 유지 및 증진, 각종 생활 습관병 예방을 과학적으로 해명하기 위해 연구를 거듭해왔다.

그중에서도 특히 일상의 신체 활동, 운동, 스포츠에서 주로 사용하는 근육(골격근)에 주목하는 한편 '체력이란 무엇인가'라는 문제, 체력 저하 예방, 체력 향상의 의의를 밝히는 내용에 연구의 주안점을 두었다.

근육은 우리 몸에서 가장 큰 기관이며, 성인 남성은 체중의 약 40%, 여성은 약 30%를 차지한다.

그럼에도 운동선수를 제외하면 뇌나 심장, 간, 신장 등과 같은 장기·기관에 비해 연구 대상으로서 성과가 상대적으로 낮으며, 일상생활에서도 존재나 역할에 대한 관심이 떨어진다.

이 책에서는 근육의 가치를 새롭게 재평가하고, 체력과 근육의 관련성에 대해 상세하게 살펴보고자 한다.

현대사회는 교통과 통신 시스템의 발달로 과도하게 오래 앉아 있는 생활 패턴이 두드러지고 운동 부족(신체 활동량 감소)이 심화되고 있다. 여기에 식생활의 서구화와 맞물려 건강 체력이 현저히 저하되었다. 비만이 세계적으로 만연하고, 근육 질병이라 할 수 있는 당뇨병 등의 생활 습관병이 고질화되는 등 근육의 퇴화가 생활의 질(QOL: Quality of Life) 저하의 주요 원인이 되고 있으며, 건강수명의 연장을 저해한다.

힘들고 괴로운 육체노동에서 해방되어, 편하게 활동할(이동할) 수 있게 되었는데 왜 일부러 운동을 해야 하는지 회의적인 사람도 있을 것이다. 학교 체육 수업에서 무리하게 운동을 강요당한 기억 때문에 내키지 않는다는 경우도 있다.

이런 사람에게 '건강을 위해 운동하세요', '운동을 해서 의료비를 절감해야죠'라는 말을 한들 마음이 돌아서지 않는다.

실제로 건강을 위해 운동을 일상적으로 하는 사람은 건강에 상대적으로 관심이 높은 고령자를 제외하면 증가세가 두드러지지 않는다. 그보다는 현실적으로 '일이 바빠서 운동할 시간이 없다', '운동할 시설이 가까이 없다'는 등의 변명을 앞세워 운동과 담을 쌓고 사는 사람이 많다.

몸을 움직이는 것이 힘들고 괴로운 것이 되어서는 안 되며, 어디까지나 즐거움을 동반한 '동락(動樂)'이어야 한다고 생각한다. 많은 사람들이 즐기고 사랑하는 '음악(音樂)'처럼 평상시 운동을 포함한 넓은 의미의 스포츠가 '동락'으로 일상생활에 자리 잡는 것이 이상적이다.

단 한 번뿐인 인생을 활기차게 즐기는 것이 모두의 바람이다. 이를 위해서는 몸을 움직이는 것 자체를 즐기고 본인의 체력을 적정하게 관리하는 것이 좋다.

이 책을 통해 많은 분이 그 중요성을 깨달으며 나아가 건강 장수를 실현한다면 나로서는 더할 나위 없는 보람일 것이다.

차례

1장

뱃살과 질병 없이 살려면
근육에 투자하라

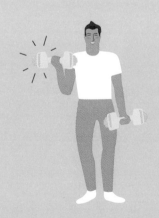

나는 왜 이렇게
피곤할까

"요즘 건강 괜찮으시죠?"

"아이고, 어림없어요. 완전히 체력이 바닥났나 봐요. 얼마 전까지만 해도 문제없던 것도 이제는 힘들다니까요. 아무래도 나이 탓이겠죠."

물론 개인차는 있지만 40세경부터는 특별한 이유도 없이 체력 저하가 느껴지기 시작해 50세 문턱부터는 순식간에 급강하한다. 이즈음에 가장 많이 등장하는 화제가 이런 것들이다.

금세 피로해진다

지구력이 떨어진다

외출하는 것이 귀찮다

뭔가 하겠다는 의욕이 생기지 않는다

빨리 걷기가 힘들다

계단 오르내리기가 힘들다

무거운 것을 들지 못한다

금세 숨이 찬다

얕은 턱에도 걸려서 넘어진다

잘 안 들린다 · 잘 안 보인다

먹는 양이 줄어든다(식욕이 저하된다)

밤에 화장실 때문에 몇 번이나 일어난다

숙면이 힘들다……

이런 일들이 서서히 두드러지면서 '아, 체력이 떨어지고 있구나' 하고 인정하게 된다.

체력 저하는 몸을 써서 승부를 가르는 운동선수에게는 한층 절실한 문제여서, 부득이하게 현역 은퇴까지 가는 최대 이유가 되기도 한다.

메이저리그에서 다수의 기록을 달성한 시애틀 매리너스의 스즈키 이치로 선수의 경우가 유명하다. 2018년 시즌에 44세로 최연장의 야수가 되었다. 그가 17일 만에 스타팅 멤버로 기용되어 시합을 치른 뒤 인터뷰에서 "역시 체력이 떨어졌습니다"라며 진지하게 털어놓아 대대적으로 보도되기도 했다.

그동안 "50세까지 현역으로 남고 싶다"고 번번이 공언했음에도 "시합 체력은 다르다. (몸이) 풀어졌다"고 전에 없는 약한 발언을 하였고,

역시나 불가항력적인 체력 저하로 2019년 3월 21일 은퇴 기자회견을 하게 되었다.

이치로 외에도 여성 골프계에서 10여 년이나 전설적 여제로 군림한 안니카 소렌스탐이나, 월드컵 우승 등 당대 엄청난 타이틀을 휩쓴 중원의 마술사 지네딘 지단 등도 모두 같은 케이스다.

서서히 나이가 들면서 부상 등이 계기가 되어 트레이닝이 뜻대로 되지 않는다. 체력 저하가 겹치고 시합에서 좋은 결과가 나오지 않으면, 주위에서도 평가가 냉정해지고 점차 기력을 잃는다. 시대를 대표하는 최고 명성의 선수라 해도 이런 악순환에 빠져서 정신력·기술·체력의 균형이 무너지면 여지없이 은퇴를 강요당한다.

체력 저하는 늦든 이르든 누구에게나 반드시 찾아온다.

이것만 알면
노화 속도를 늦출 수 있다

그뿐 아니라 안타깝게도 체력 저하는 나이가 들면서(加齡, 에이징: Aging) 한층 가속된다.

개인에 따라 다소 차이는 있지만 어느 정도 연령에 접어들어 체력 저하와 함께 심신에 다양한 변화가 나타나는 것을 '늙음', '연로', '노화' 등이라 하며, 이것이 질병의 증상으로 나타나는 것을 '노인 증후군', '폐용 증후군'이라 한다.

'노인 증후군'은 건강하게 생활하는 고령자, 특히 75세 이상의 이른바 후기 고령자의 생활 기능과 생활의 질(QOL)을 저하시키고, 건강수명을 단축하며, 지원·간호가 필요한 상태를 초래하는 증후(장해)의 총칭이라고 할 수 있다.

구체적으로는 체력 저하, 넘어짐(골절), 빈뇨·요실금, 저영양, 청력·

시력 저하, 인지 기능 저하, 씹기와 삼키는 능력 등 구강 능력 저하, 수면 장애, 우울증, 은둔 등 서로 관련이 있는 여러 항목의 증상이 여기에 해당된다.

'폐용 증후군'은 나이가 들어 신체 활동량이나 질이 저하되고, 생활이 활발하지 않아 발생하는 증상을 통칭한다.

노인 증후군이 방치되어 질병과 부상 치료와 요양을 위해 장기간 안정 상태가 요구된다든지, 나아가 재활과 같은 처치, 예컨대 침대를 벗어나 일상생활 복귀를 위한 대처에 소홀하여 오랫동안 장기와 근육을 사용하지 않으면 기능이 저하하고, 상실되며, 위축되는 등 폐해가 발생한다.

구체적으로는 근력 저하, 근육과 골조직 위축, 관절 구축(근육이 지속적으로 수축해 움직이기 힘들어지는 것), 심폐 기능 저하, 우울증, 지적 활동(의욕) 저하 등이 나타나며, 특히 고령자들이 누워 자리보전하는 주요 원인이 된다.

중년 이후의
건강법은 달라야 한다

노인 증후군의 주요 증상으로 손꼽히는 것이 바로 '체력 저하'다.

그렇다면 과연 '체력'이란 무엇인가, 어떤 의미에서 사용하는가를 잠시 생각해보자.

내가 후생노동성의 '운동 소요량·운동 지침 책정 검토회' 위원으로 참여해 만든 「건강을 지키기 위한 운동 기준 2006~신체 활동·운동·체력~보고서」에서는 체력(Physical Fitness)이란 '신체 활동을 수행하는 능력에 관련된 다면적 요소(잠재력)의 집합체'라 정의하고, 객관적·정량적으로 파악할 수 있는 협의의 요소로 '① 전신 지구력(전신 지구성 체력), ② 근력, ③ 밸런스 능력(평형성 체력), ④ 유연성(유연성 체력), ⑤ 기타(민첩성 체력 등)'의 5가지로 구성된다고 하였다.

체력에는 '행동 체력(Fitness for Performance)'이라고 하는 것과 '방

느리게 나이 드는 비결 근육에 투자하라

위 체력(Fitness for Protection)'이 있다.

행동 체력은 스스로 외부에 가하는(발동하는) 힘, 행동하는 힘, 몸을 움직이는 힘을 말한다. 방위 체력은 몸의 기능을 정상적으로 유지하기 위해 질병이나 스트레스, 세균 감염 등의 자극에 저항하는 힘, 추위와 더위 등 외부 환경에 적응하는 힘을 말한다(표 참조).

다만 방위 체력은 객관적으로 측정하거나 평가하기가 매우 어려우므로 일반적으로 체력이라 하면 이 행동 체력을 가리킨다. 단적으로 말하면 '체력이란 작업이나 운동과 같은 신체 활동에 요구되는 잠재적 능력, 신체적 활동 능력'이라 할 수 있다.

체력은 만사에 적극적으로 대처하는 '기력'과 지성을 연마하고 창조

체력의 구성

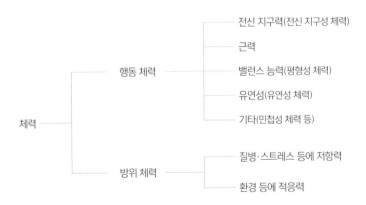

▶ 《식생활 개선 지도 담당자 연수 텍스트(후생노동성)》 등의 자료에 기초

적으로 활동하기 위해 작동하는 '지력'이 일체화된 것으로, 심신의 발달과 건강하고 활력 넘치는 생활을 만드는 데 필수적인 원천이다.

그러므로 '체력을 키운다, 체력을 높인다, 체력을 유지하기 위해 노력한다'는 등의 문제는 우리가 살아가는 데 대단히 중요하다.

병 안 걸리는 비결,
근력과 전신 지구력

체력에서 특히 우리가 가장 주목해야 하는 것이 '근력'과 '전신 지구력'이다.

근력은 근육(몸을 움직이는 골격근)이 발휘하는 힘을 말하며, 이것이 어느 정도인가는 거의 근육(근섬유, Muscle Fiber)의 단면적에 비례한다.

전신 지구력이란 '전신 지구성 체력'이라고도 하며, 전신을 이용한 운동을 얼마나 오래 지속할 수 있는가 하는 능력을 말한다. '스태미나', '끈기' 등으로도 이해할 수 있을 것이다. 운동을 위해 근육이 장시간 움직이려면 심장 기능(순환)이나 폐 기능(호흡)도 긴밀히 연관되므로 전신 지구력은 '심폐 지구력(유산소성 능력)', '심폐 체력'으로도 불린다.

우리가 근력과 전신 지구력에 주목하는 이유는 다음 3가지이다.

첫째는 근력과 전신 지구력이 강하면 생활 습관병이 발병할 위험도가 낮아지고, 예방할 수 있다는 점이다. 자신에게 맞는 트레이닝을 하면 근력과 전신 지구력은 반드시 강화된다(트레이닝 방법은 5장에서 상세히 설명한다).

둘째는 체력 테스트를 하면 정량적으로 측정할 수 있고, 현재 자신의 근력과 전신 지구력이 어느 정도인지 객관적으로 평가 가능하다는 점이다.

셋째는 근력과 전신 지구력을 기르면 유연성과 스피드 등 체력 외의 요소에도 좋은 영향을 미친다는 점이다.

이런 이유로 생활의 질(QOL)이 향상되고, 의욕적으로 행동할 수 있게 된다.

정리해서 표현하면 "체력의 정체는 근력과 전신 지구력에 있다"고 해도 틀리지 않다.

본인의 근력과 전신 지구력이 어느 정도인지는 직접 체크할 수 있다. 118~121페이지의 방법으로 바로 알아보자.

물론 활동적으로 나이를 먹는 '액티브에이징'을 실현하는 데 필요한 것이 체력만은 아니다. 성분이 골고루 균형을 이룬 혈액, 내벽에 막힘이 없이 탄력성이 좋은 혈관, 정상적이고 원활하게 혈액순환이 이뤄지는 '혈액력', 골밀도가 높고 강한 뼈와 연골의 손상 없이 움직임이 좋은 관절을 종합한 '골력' 등도 결코 소홀할 수 없다.

근육 운동,
선택이 아니라 필수

최근 '건강수명'이라는 말을 흔하게 듣는다.

2000년 WHO(세계보건기구)가 제창한 것으로 '건강상의 문제로 일상생활이 제한되지 않는 기간'이라는 의미로 사용된다.

2013년 시점에서 일본인 남성의 평균수명은 80.21세, 여성의 평균수명은 86.61세이다. 그런데 같은 시점에 건강수명은 남성이 71.19세, 여성이 74.21세이다(참고로 우리나라의 경우 2016년 통계청 발표에 의하면 남성의 평균수명은 79.30세, 여성의 평균수명은 85.41세이다. 건강수명은 64.90세이다. – 옮긴이) .

그런데 평균수명과 건강수명 간에 남성은 9.02년, 여성은 12.4년의 간격이 있다. 남녀 모두 10년 정도의 간격이 있다는 것은 WHO의 정의를 뒤집어 말하자면 '건강상의 문제로 일상생활에 체한이 발생한 건강하지 않은 기간'이라는 의미가 될 것이다.

이 건강하지 않은 기간이 길면 길수록 간병을 요할 위험도가 높고, 정신적·육체적인 부담만이 아니라 의료비와 간병비와 같은 경제적 부담도 커질 우려가 있다.

초고령 사회에서는 사회 전반적으로 단순히 평균수명을 늘리는 것이 최선이 아니다. 그보다는 '일상생활에 지장 없이 건강하게 장수한다'는 의미의 건강수명을 늘려 평균수명과 간극을 가급적 짧게 줄이는 것이 바람직하다.

그러나 자신이 장래에 언제 어떤 부상을 당할지, 병에 걸린 뒤 어느 정도의 기간을 거쳐 최후를 맞이할지는 아무도 알 수 없다.

'건강하게 장수하고, 병 없이 편안하게 죽자'라는 바람을 갖고 있지만 현실적으로 누구나 이룰 수는 없다.

분명히 말할 수 있는 것은 사람은 나이를 먹으면 체력이 떨어지고(이 상태를 '허약'이라고 한다), 질병에 걸리며, 언젠가는 반드시 최후를 맞는다는 사실이다.

여기서 내가 주목하는 것은 '건강수명'이라는 말이다.

젊을 때는 건강진단에서 이상이 발견되지 않으면 건강을 의심하지 않는다. 그러나 40세 이후부터는 '경과 관찰 요망' 항목이 조금씩 눈에 띄고, 급기야 '재검사', '치료' 등과 같은 이상 소견이 붙지 않는 중고령자가 매우 드물다.

예컨대 고혈압으로 강압제를 상시 복용한다든지, 암이나 당뇨를 앓는다든지 하는 환자는 '완전한 건강 상태'라고 할 수 없다.

이런 질병을 가지고 있거나 또는 병은 없지만 건강하지도 않은 '미병(아건강)'이라 불리는 불편한 상태를 잘 견디며, 장기간 주위에 폐를 끼치지 않고 일상생활에 제한 없이 최대한 자립적으로 생활하는 사람이 많다.

이런 현실을 직시한다면 검사 수치를 기준으로 건강한지 아닌지를 따지기보다 오히려 자립적인 생활이 가능한가 하는 문제가 관건이 될 것이다. 그런 의미에서 건강수명보다는 '자립수명'이라는 명칭이 적절하지 않을까 생각한다.

자립수명을 얼마나 길게 늘릴 것인가.

이를 위해 우리가 할 수 있는 일은 운동이나 트레이닝, 식사를 통해 근육을 강화해 저하된 체력을 회복하는 것이 첫 번째이다.

마음 돌봄이
몸에 미치는 영향

나이 먹는 것을 네거티브(부정적)하게 받아들이지 말고, 포지티브(긍정적)하게, 액티브(활동적)하게 받아들이라고 주장하는 미국의 연구자가 있다.

1998년《성공적인 노화》를 출판한 존 W. 로 박사와 로버트 L. 칸 박사이다.

이들은 생리적인 노화를 '일반적인 노화(Usual Aging)'와 '성공한 노화(Successful Aging)' 2가지로 분류하고, 이전 노화의 6가지 상식(통념)을 뒤엎고 '성공한 노화'를 촉진하기 위해 어떻게 해야 하는지에 대해 새롭게 주장한다.

일반적으로 노화의 상식이라고 하면

느리게 나이 드는 비결 근육에 투자하라

① 고령자는 병에 잘 걸린다

② 젊지 않으면 새로운 기술을 마스터하기 힘들다

③ 새삼 건강한 생활을 시작한들 너무 늦다

④ 노화는 유전이며, 양친을 고를 수 없으므로 포기할 수밖에 없다

⑤ 성적 관심은 나이가 들수록 줄어든다(불은 들어오지만 전압이낮다)

⑥ 고령자는 사회의 짐이다

라는 6가지이다.

이 모두 오해와 네거티브한 사고임을 지적하는 한편, 나아가 건강하게 나이를 먹고(건강한 노화, Healthy Aging), 자립적이고 보람 있는 생활을 즐기기 위해서는 포지티브한 개념을 도입해야 한다고 말한다. 이를 위해 다음의 3가지 요인을 들었다.

① 질병과 장애의 원인이 되는 위험 인자를 최소화한다

② 인지 기능(마음)과 신체 기능(운동)을 양호하게 유지한다

③ 인간관계와 사회 활동에 적극적으로 참여한다

중요한 것은 이들 요소 각각이 상승효과를 일으켜, 이를 바탕으로 자신감(자기 효능감, 자신의 능력에 대한 자기평가, Self-efficacy)과 삶의 보람을 만들어내는 데 있다.

'안티에이징'에서
'액티브에이징' 시대로

바야흐로 초고령 사회에 돌입하면서 노화에 대한 인식이 급격히 변화하고 있다.

노화에 맞서서 젊어지려고 노력하는 '안티에이징(Anti-aging)'이 널리 일반화되고, 특히 외모 면에서 나이보다 젊어 보이기 위해 부단히 노력하는 사람이 많다.

그런데 이즈음에 와서는 노화를 그렇게까지 부정적으로 받아들일 것이 아니라, '제 나이에 맞추는 것'도 매력적인 생활 방식이며 멋진 자세가 아닌가 하는 목소리가 커지고 있다.

노화는 자연스러운 흐름이며, 좋은 것은 '세월의 공'으로 받아들이고, 부자유스러운 것이 있다면 지혜를 짜내 해결한다. 자신의 개성을 유지하면서 세월에 잘 순응하며 간다―이것이 '위드에이징(With-aging)'이다. 초조해하지 않고 평온하게 살아가겠다는 의지가 담겨 있다.

그리고 여기에 '액티브에이징(Active-aging)'이라는 새로운 가치관이 더해진다.

안티에이징이 '항(抗)노화'라면 위드에이징은 '공(共)노화', 액티브에 이징은 '탈(脫)노화'라 할 수 있을 것이다.

이 말은 WHO가 2002년 4월에 스페인 마드리드에서 개최한 '제2회 고령자 문제 세계 회의'에서 고령자에 대한 지원 결의를 표명하기 위해 채택한 것이다.

나이를 먹어도 운동 습관이나 식습관과 같은 라이프스타일을 항상 점검하고, 건강을 유지하며, 열린 마음으로 다양한 사회 분야에 적극적 으로 참여한다. 이로서 생활의 질(QOL)을 높이고 자립수명을 연장하 는 노력을 항상 추구한다.

액티브에이징을 실천하는 '액티브 시니어(활력 있는 고령자)'가 늘어 나지 않는다면 초고령 사회는 분명 이내 파탄에 이르고 말 것이다.

근육만큼 든든한
노후 자산은 없다

이런 상황을 타개하기 위해서는 다양한 분야·영역의 지혜를 결집해 연구할 필요가 있다.

내가 몸담고 있는 와세다대학에서는 중점 영역 연구로 '초고령 사회의 패러다임 시프트'라는 테마 영역을 개설하였다.

스포츠과학, 생명과학, 로봇공학 연구자들이 초고령 사회의 노화 문제를 연구하는 거점으로 2013년 6월 '액티브에이징연구소'를 개설하였으며, 현재 내가 소장을 맡고 있다.

일찍이 인류가 경험한 적 없는 초고령 사회에 접어들면서 지금까지와 전혀 다른 사고, 인식, 사상, 행동 양식, 사회규범과 가치관의 극적변화(패러다임 시프트)가 요구되고 있다. 본 연구소는 특히 '건강과 운동'이라는 각도에서 연구 개발 거점으로 자리매김하고 있다.

현재 연구소에 소속된 와세다대학 스포츠과학학술원 교수들이 중심이 되어 'Waseda's Health Study'라고 하는 대단히 흥미로운 조사 연구 프로젝트가 진행 중이다.

와세다대학 졸업생과 그 배우자를 대상으로 라이프스타일이 중고령 남녀의 건강과 체력에 어떤 영향을 미치는지 알아보는 것이다. 유전 요인, 젊었을 때 스포츠 경험과 현재의 건강 리스크, 심폐 체력과 근력과 같은 체력 지표, 식생활 등과 연관 지어 장기적으로 점검하고, 신뢰할 수 있는 역학 데이터를 수집해 건강 장수에 공헌하는 것이 목적이다.

이 대규모 연구의 성과는 추후 2032년 공표를 목표로 하고 있다.

이미 오늘날은 고령 사회에서 한층 나아가 초고령 사회를 맞이하고 있다.

더 이상 문제를 수수방관할 수 없다.

다음 페이지의 그래프에서 볼 수 있듯 나이를 먹을수록 진행되는 체력 저하(신체 제 기능 저하)는 누구도 피할 수 없으며, 아무런 조치가 없으면 체력은 장해역치(장해가 발생하는 경계가 되는 수치)보다 한층 떨어져서 자립(건강)수명과 평균수명의 간격이 한층 확대될 것이다.

40세 이상 남녀를 대상으로 한 의식 조사에서 장래의 불안으로 가장 많이 꼽은 것이 '건강상의 문제'였다.

이런 불안을 어떻게 해소할 것인가? 그리고 액티브 시니어가 되기 위해서는 어떻게 해야 할까?

우선은 체력을 키우는 것이다. 단순히 체력 저하를 저지하는 수준이

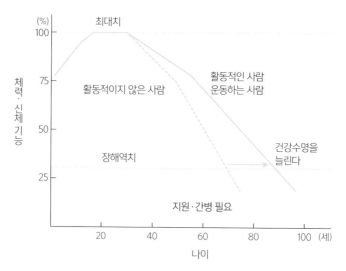

《건강 운동 지도사 양성 강습회 텍스트(하)》를 기초로 작성

아니라 체력 회복을 위한 노력을 지금 바로 시작하지 않으면 안 된다.

　그 열쇠가 바로 근육이다. 근육 중에서도 특히 하반신과 체간 근육을 단련한다면 반드시 체력이 붙을 것이고, 또한 나이와 관계없이

　'언제든 걸을 수 있는 몸'

　'언제든 움직일 수 있는 몸'

　을 유지할 수 있다.

　다음 장부터는 평소 의식하지 않았던 근육에 대해 더욱 중점적으로 이야기를 진행해보겠다.

2장

근육 박사가 제대로 알려주는
근육의 모든 것

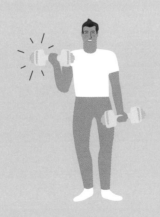

제대로 걷는 것은
골격근 덕분

우리 몸에서 움직임이 있는 곳에는 반드시 근육이 있다. 근육이 없으면 동작이 불가능하다고 해도 좋을 것이다.

손이나 다리는 물론, 세세한 것까지 말하자면 눈꺼풀이 올라가는 것은 안검거근, 안구가 움직이는 것은 외안근이라는 근육이 있기 때문이다.

몸의 어디에 있는가에 따라 근육마다 고유의 기능이 있으며, 모두 이름(근육명)이 붙어 있다. 최근에는 '몸 만들기' 붐이 일고 있어서 상완이두근, 대퇴사두근과 같은 명칭을 들어본 사람도 많을 것이다.

근육을 크게 구분하면 다음과 같다.

- 골격근(몸을 움직인다)

- 심장근(심장 벽을 이루고 있으며 혈액을 전신에 내보낸다)
- 민무늬근(혈관이나 모든 내장 기관의 벽을 이루고 있다)

골격근은 의식적으로 움직이므로 '수의근(맘대로근)', 심장·민무늬근은 의식적으로 움직이지 못하므로 '불수의근(제대로근)'으로 분류한다.

우리 손이나 다리가 움직이는 것은 관절에 걸쳐서 2개의 뼈에 붙어 있는 골격근 덕분이다. 그 안의 '근섬유'라 불리는 근세포 다발이 펴지거나 수축해 골격근의 길이가 변하면 관절을 축으로 해 뼈와 뼈의 거리가 가까워지기도 하고 멀어지기도 한다.

다시 말해 우리가 몸을 움직이는 것은 이처럼 골격근의 수축으로 관절이 움직이기 때문이다.

느리게 나이 드는 비결 근육에 투자하라

몸이 자꾸
뻣뻣해진다면

'요즘 몸이 뻣뻣해졌네'라고 종종 실감하게 된다. 이것도 근육과 관련이 있다.

얼마 전까지만 해도 바닥에 앉아서 몸을 굽히면 손끝이 발끝에 여유 있게 닿았는데 어느 순간부터 어림없게 되어서 충격을 받는다. 몸이 뻣뻣해지면 걷기나 웅크리기 같은 여러 일상 동작까지 원활하지 않다.

왜 이렇게 되는 것일까.

원인으로는 신체 조직의 유연성 저하와 관절이 움직이는 범위(가동역)가 좁아지는 등의 요인이 있다.

동물의 기관에는 '결합조직', '상피조직', '근조직', '신경조직' 4가지 구성 조직이 있다. 이 중 다른 조직을 서로 연결하는 역할을 하는 것이 결합조직이고, 누구나 알 정도로 유명한 콜라겐이라는 단백질이 그 성분이다. 조직이 강도와 탄력성을 유지하는 것은 콜라겐 덕분이다.

그런데 이 성분이나 상호 결합 방식(크로스링크)이 나이를 먹으면서 변화하면 몸의 유연성이 떨어진다.

이처럼 조직의 경도가 높아지면 골격근의 신장 저항성(늘어나려는 것에 대해 저항하려는 성질)이 세지고 관절이 움직이는 범위가 좁아지면서 몸이 뻣뻣해졌다고 느끼게 된다.

유연성도 체력을 구성하는 요소이므로, 유연성이 떨어져 몸이 굳어지는 것도 틀림없이 체력이 저하된 하나의 징표라 할 수 있을 것이다.

느리게 나이 드는 비결 근육에 투자하라

쉬어도 피곤하다면
뇌 건강을 체크해봐야

노화는 또한 일상생활의 활동량 감소를 초래한다.

오랫동안 몸을 움직이지 않았던 사람이 운동을 시작하면 금세 숨이 거칠어지고 피로해서 신체 활동이 힘들다.

이 같은 피로는 왜 발생할까.

지금까지는 '피로물질인 유산이 근육에 쌓이기 때문'이라는 그럴듯한 설이 떠돌았다.

산소 공급이 부족한 조건에서 골격근을 움직이는 에너지원인 '아데노신삼인산(Adenosine Triphosphate: ATP)'이라는 물질이 만들어지면서 유산이라는 물질이 생성된다. 이것이 노폐물로 골격근에 축적되어, 근세포막의 pH(산성과 알칼리성의 농도)의 균형이 깨지면 산성화가 극단적으로 진행되어 근육이 에너지 부족으로 원활하게 움직이지 못하게 된다는 설명이다.

그러나 현재는 복수의 연구로 이 설을 부정하고 있다.

실험에 따르면 피로로 인해 분명 유산 농도가 높아지고 근육 퍼포먼스 저하가 나타나지만, 예외적으로 그렇지 않은 일부 동물이 있어서 유산이 직접적인 원인이라는 과학적 근거로 단정할 수 없다.

또한 유산은 노폐물이 아니라 산소를 공급받으면 다시 에너지원으로 이용되며, 근육 내 pH도 일정 범위에서 유지된다.

따라서 피로로 몸을 움직이기 힘든 것은 골격근 내 축적된 유산이 근육 피로를 유발하기 때문이 아니라, 활성산소에 의해 공격받은 뇌의 피로(자율신경 중추의 피로)가 원인이라는 설이 대두되고 있다. 즉 근육 자체가 피로한 것이 아니라는 의미다.

느리게 나이 드는 비결 근육에 투자하라

잘못 알고 있는
근육통의 진실

갑자기 격한 운동을 한다든지, 동일한 근육을 과도하게 사용한다든지, 비뚤어진 자세를 장시간 취한 다음 날 흔히 통증이 나타난다. 이것이 근육통이다.

아침에 일어나니 여기저기 몸이 쑤신다. 그 이유를 곰곰이 생각해보았더니 전날 방 정리를 하면서 조금 무거운 짐을 옮긴 것 외에는 원인이 떠오르지 않는다. '응? 고작 이런 정도로 근육통이라고?' 하고 고개를 갸웃거리게 된다.

근육통도 역시 유산을 원인으로 알고 있는 분이 많을지 모르나 과학적 근거가 없고 '속설'에 지나지 않는다.

보통은 몸을 잘 쓰지 않는 사람이 무리하게 움직이면 근섬유나 주위 결합조직에 대단히 미세한 상처가 생길 수 있다. 그곳으로 침입한 미생

물에 의한 감염으로부터 근섬유를 지키기 위해 백혈구 등의 혈액 성분이 결집해서 확장한 혈관에서 세포로 나온다. 이때 발생하는 것이 '염증'이다.

이 염증으로 생체 방어에 중요한 역할을 하는 '사이토카인'이라는 통증을 일으키는 물질이 생성되는데, 이것이 근육을 싸고 있는 근막을 자극하면 감각신경이 반응해 근육이 아프게 느껴진다.

대부분의 근육통은 시간이 지나고 발생하므로 '속발성 근통'이라고도 불린다. 시간차가 있는 것은 근섬유에는 통증을 느끼는 신경이 없고, 얼마간 염증이 일어난 후가 아니면 통증이 전해지지 않기 때문이다.

근육통 부위를 마사지한다든지 38℃ 정도의 따뜻한 물에 담가 혈액순환을 좋게 하는 셀프케어가 통증의 원인인 사이토카인을 없애는 데 효과적이다.

만약 일주일가량 지났는데도 통증이 사라지지 않거나, 한 부위에 극심한 통증이 있는 경우는 질병이나 골절 등의 부상이 원인일 수 있으므로 바로 의사의 진단을 받도록 하자.

근섬유 파열은
운동선수만의 부상이 아니다

육상경기, 축구, 야구, 체조 등 격렬한 움직임이 동반된 경기나 트레이닝 중에 흔히 일어나는 것이 근섬유 파열로, 이로 인해 시합에 결장하는 선수가 꽤 많다.

조사 대상이 고등학생으로 어리기는 하지만 고교 대항 육상 대회에 출전한 선수들의 부상을 조사한 결과 전 종목에 걸쳐 가장 많은 것이 근섬유 파열이었고, 뒤이어 다리 관절의 염좌, 골절, 피로 골절, 건인대 손상 순이었다.

근섬유 파열을 일으킨 부위도 조사하였는데 전 종목에서 넓적다리(대퇴부) 뒤, 넓적다리 앞, 장딴지 순이었다.

근섬유 파열이라는 명칭은 통칭이다. 근육에 강한 수축력이 작용하면 근육 자체(근섬유나 근막) 또는 근육과 뼈를 잇는 힘줄이 과도한 힘에 견디지 못하고 파열, 즉 찢어지기 때문에 정식으로는 '근 파열(근 손상, 근막 손상)'이라고 한다.

잘 발생하는 부위는 넓적다리의 대퇴내전근, 대퇴굴근, 대퇴직근이나, 장딴지의 비복근, 아킬레스건 등 하반신으로, 앞서 언급한 조사 결과와도 일치한다.

근섬유 파열을 경험한 사람의 말에 따르면 '딱' 하는 소리가 나며 근육이 끊어진 감각을 확실하게 느낄 수 있다고 한다. 강한 통증을 동반하고 파열된 곳에는 내출혈이 일어난다. 곧바로 냉찜질을 하고 탄성 붕대로 고정한 뒤 정형외과에서 진찰을 받아야 한다. 완치까지는 시간이 오래 걸린다.

'나는 선수가 아니니 괜찮다'고 방심해서는 안 된다. 갑작스레 전력 질주를 한다든지 무거운 짐을 급하게 들어 올리면 누구에게나 일어날 수 있으므로 주의하자.

근육은
어떻게 만들어질까

 여기에서 몸을 움직이는 골격근이 어떻게 이루어지는지, 잠시 살펴보기로 하자.

 다음 페이지의 그림을 보면 알 수 있듯 골격근은 수많은 '근섬유'라 불리는 근세포 다발로 이루어진다. 근섬유는 지름이 20~100μm(마이크로미터, 1μm는 0.001mm), 길이가 수 mm부터 긴 것은 수십 cm에 이르는 가늘고 긴 하나의 세포이다.

 근섬유에는 수축이 빠른 '속근섬유(Fast Twitch: FT)'와 수축이 느린 '지근섬유(Slow Twitch: ST)' 2타입이 있다.

 다시 근섬유 속으로 가면 '근원섬유'로 채워져 있다. '근절(Sarcomere)'이라 불리는 최소 단위가 계속 이어지는 구조로, 여기에는 2종류의 단백질 사슬이 다수 규칙적으로 배열된다.

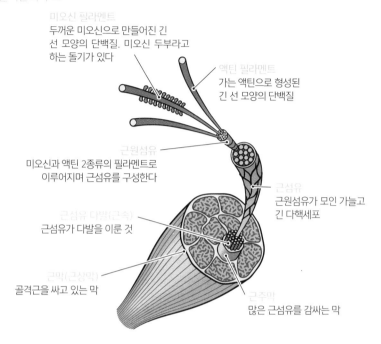

골격근의 구조

미오신 필라멘트
두꺼운 미오신으로 만들어진 긴
선 모양의 단백질. 미오신 두부라고
하는 돌기가 있다

액틴 필라멘트
가는 액틴으로 형성된
긴 선 모양의 단백질

근원섬유
미오신과 액틴 2종류의 필라멘트로
이루어지며 근섬유를 구성한다

근섬유
근원섬유가 모인 가늘고
긴 다핵세포

근섬유 다발(근속)
근섬유가 다발을 이룬 것

근막(근상막)
골격근을 싸고 있는 막

근주막
많은 근섬유를 감싸는 막

무라오카 이사오 감수 《운동·몸 도해/근육·관절·뼈의 움직임과 구조》를 기초로 작성

두꺼운 쪽을 '미오신 필라멘트', 가는 쪽을 '액틴 필라멘트'라 하며, 이 필라멘트가 골격근의 수축에 깊이 관여한다.

근섬유에는 필라멘트만 있는 것이 아니다.

근수축의 에너지원이 되는 아데노신삼인산(ATP)의 생산 공장인 미토콘드리아, 단백질 생산 공장인 리보솜 등의 소기관, ATP를 재합성하는 재료가 되는 글리코겐 과립(미세한 알갱이), 지방 방울(지질이나 단백질 등을 포함한 구형 방울) 등도 근육에 중요한 작용을 한다.

느리게 나이 드는 비결 근육에 투자하라

당신의 근육 타입은
단거리형, 아니면 장거리형?

골격근이 수축할 때 골격근을 이루는 속근섬유와 지근섬유 2타입이
모두 동원되는 것은 아니다.

문자 그대로 빠르고 순발력이 필요한 동작을 할 때는 주로 속근섬유,
느리고 지속적인 동작을 할 때는 주로 지근섬유와 같은 식으로 우리가
어떤 운동이나 동작을 하는가에 따라 종류를 우선적으로 나눠 사용하
고 있다.

넓적다리 앞쪽에 대퇴사두근이라는 근육이 있다. 서 있을 때나 걸을
때는 주로 지근섬유를 사용하다가 조깅이나 러닝 등과 같이 뛰는 속도
를 올리면 속근섬유가 동원되는 비율이 높아지고 전력 질주를 할 때는
거의 속근섬유가 움직인다.

스포츠 경기를 봐도 단거리 100m 달리기나 도약, 던지기 등 순발력

이 필요한 운동선수는 속근섬유가, 장거리 달리기나 마라톤과 같이 지구력이 필요한 운동선수는 지근섬유가 발달한다.

이 2가지 중 어느 쪽 비율이 높고 낮은가는 몸의 어느 부위에 있는 골격근인가에 따라서 달라지며, 유전적 영향 또한 적지 않다.

달리 말하면 속근섬유 비율이 높은 사람은 단거리·순발형, 지근섬유 비율이 높은 사람은 장거리·지속형 경기에 맞다.

자신을 돌아보았을 때 100m 달리기는 잘 못하지만 장거리 달리기는 자신하는 사람의 근육은 지근섬유 비율이 높고, 장거리 달리기는 힘들었지만 100m 달리기에서 두각을 드러낸 사람의 근육은 속근섬유 비율이 높다고 할 수 있다.

이것의 극단적 예가 올림픽에 출전한 선수이다. 단거리·순발형 경기 선수의 근육은 3/4이 속근섬유, 장거리·지속형 경기 선수의 근육은 3/4이 지근섬유로 이루어져 있다.

사실 속근섬유와 지근섬유의 차이는 수축이 빠르고 느린 것만이 아니다.

속근섬유는 순간적으로 크고 강한 힘을 내지만 단시간에 쉽게 피로해지고, 지근섬유는 순간적으로 큰 힘은 내지 못하지만 장시간 사용해도 지치지 않는 특징이 있다. 또한 노화될수록 속근섬유 쪽이 쉽게 감소한다는 사실이 밝혀졌다. 나이를 먹으면 순간적으로 크고 강한 힘이 나오지 않는 것은 이 때문이다.

지근섬유보다 속근섬유를 우선해서 단련하려면 유산소 운동보다 순간적으로 강한 부하가 걸리는 레지스턴스(근저항) 운동 쪽이 효과적이다(레지스턴스 운동에 대해서는 5장에서 상세히 설명한다).

여담이지만 속근섬유는 하얀색을 띠고 있어서 '백근', 지근섬유는 빨간색을 띠고 있어서 '적근'이라고도 한다. 이런 분류는 먹이를 먹을 때 동작이 민첩한 흰 살 생선, 장거리를 회유하는 붉은 살 생선과도 상통한다.

흰 살인지 붉은 살인지는 미오글로빈(근육 헤모글로빈)이라고 하는 근육 내 색소단백질의 함유량에 따라 구분된다. 근육에 산소를 저장하는 역할을 하고 있으며, 함유량이 많으면 몸이 붉어지고 산소와 결합하는 힘이 강해진다.

또한 세포 내 미토콘드리아(세포가 사용하는 에너지의 대부분을 만들고, 지구력에 관여하는 소기관)가 많으면 근육이 보다 붉어진다.

근육에 좋은
올바른 식사법

이같이 골격근은 정교한 구조로 이루어졌으나, 뇌에서 명령이 없는 한 자체적으로 마음대로 움직이지는 않는다.

뇌의 명령 전달 방식은 대체로 다음과 같다.

대뇌 운동영역에서 만들어진 운동 명령은 일종의 전기적 신호로 뇌에서 척수까지 이어진 신경을 따라 내려온 다음, 척수 내에 있는 운동신경(운동뉴런)에 전달된다. 이렇게 신호를 받은 운동신경은 축삭돌기를 통해 다시 근육까지 신호를 전달하게 된다.

운동신경과 근육은 특별한 시냅스 접합을 형성하는데, 이 시냅스 접합에서는 전기적 신호 대신 신경전달물질이라는 화학적 신호를 주고받는다. 이때 사용되는 신경전달물질이 아세틸콜린이다. 그러니까 대뇌에서 명령을 받은 운동뉴런이 아세틸콜린을 분비해 연결된 근육을 수축하게 만드는 것이다.

우리가 몸을 움직일 때는 이 같은 정보 전달 흐름이 몸의 여기저기서 끊임없이 일어난다.

골격근이 수축할 때 에너지로 사용되는 것이 앞서 나온 아데노신삼인산(ATP)으로 '에너지의 화폐'라고도 불린다. ATP는 효소의 작용으로 '아데노신이인산(Adenosine Diphosphate: ADP)'과 '무기 인산'으로 분해되며, 이때 방출되는 것이 골격근 수축의 에너지가 된다.

그런데 여기에 중요한 문제가 하나 있다.

이 ATP는 보통 근육 내에 저장되지만 양이 대단히 적어서 불과 몇 초의 골격근 수축으로 소비되면 재고가 순식간에 바닥나버린다.

그렇기 때문에 식사로 섭취한 당질이나 지질 등을 사용해 체내에서 재합성하고, 공급해주지 않으면 안 된다.

ATP를 재합성하는 구조는 ATP-PC계(비유산계)·해당계(유산계)·구연산(TCA) 회로계 3종류가 있는데, 체내에서 이 같은 '에너지 대사'가 이루어지지 않으면 ATP 재고는 바닥나고 만다.

따라서 몸을 움직이기 위해서는 골격근의 에너지원(에너지 기질)이 되는 영양소를 식사로 충분히 공급해야 하며, 영양소가 부족하면 중대한 사태가 발생한다(근육에 필요한 영양소 섭취 방법은 6장에서 상세히 설명한다).

암, 당뇨를 예방하고
뇌 기능을 향상시키는 근육

골격근이 뇌의 명령으로 몸을 움직이기 위해서 존재하는 것이라 생각하기 쉬우나, 사실은 그렇지 않다. 의외로 암이나 당뇨병을 예방하고, 뇌를 자극해 인지 기능을 개선하는 주요 물질을 분비한다. 말하자면 내분비기관이기도 하다.

근래에 주목을 받고 있는 것이 덴마크 코펜하겐대학의 벤테 페데르센 교수 팀이 발견한 '마이오카인(Myo: 근육, Kine: 작동 물질. 근육 유래 내분비 인자)'으로 총칭되는 30종류 이상의 호르몬군이다. 그 몇 가지를 살펴보면 다음과 같다.

'마이오스타틴'은 골격근 세포의 증식을 억제하는 TGF-β 슈퍼패밀리 단백질이다. 근육을 키우는 사람 입장에서는 성가신 존재로 생각하기 쉬우나, 근육이 비정상적으로 발달함으로써 에너지를 낭비하는 문제를 방지해준다.

'카텝신 B'는 생물의 세포 내(특히 리소솜)에 축적된 단백질 분해 효소군의 총칭이다. 기억력을 높이는 가능성 물질이라고도 한다.

'IL-6(인터류킨6)'는 감염이나 질환에 대항하는 면역계, 혈액계 등의 생체 방어를 활성화하는 중요한 물질이다. 면역 세포의 폭주를 억제해준다.

'스파크(SPARC: Secreted Protein Acidic and Rich in Cysteine)'는 대장암 세포의 자연사를 활성화하며, 그 발생을 억제한다는 가능성이 쥐를 이용한 연구에서 밝혀진 바 있다.

지금까지 대장암 예방에 신체 활동의 중요성이 지적되어왔는데 '스파크'에 관한 이 같은 연구가 이후 운동을 통한 대장암 예방 효과의 해명에 기여할 것으로 기대하고 있다.

'이리신'은 뇌의 신경세포 신생·재생에 반드시 필요한 'BDNF(Brain Derived Neurotrophic Factor: 뇌 유래 신경 영양 인자)'라 불리는 중요 단백질의 농도를 높이고 뇌 기능을 촉진하는 작용을 한다고 알려져 있다.

이 외에도 동맥경화 진행을 늦추는 '아디포넥틴', 알츠하이머형 인지증의 원인이 되는 물질 아밀로이드 베타를 줄이는 'IGF-1' 모두 마이오카인이다.

이처럼 골격근에서 분비된 마이오카인은 혈류를 타고 몸 여기저기에 전해져 많은 작용을 한다.

여기서 포인트는 마이오카인은 운동 부족으로 거의 사용하지 않거나 신진대사가 원활하게 이뤄지지 않는 골격근에서는 잘 분비되지 않으며, 분비되는 양도 한정된다는 것이다. 즉 마이오카인 분비를 촉진하기 위해서는 골격근을 움직이는 운동을 지속적으로 해서 근육량을 늘리는 것이 해답이다.

몸을 움직이지 않으면 병에 걸린다. 우리 몸은 움직이는 것을 전제로 만들어졌다.

3장

근육,
아는 만큼 건강해진다!

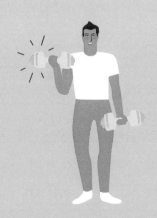

근육량은
체중의 40%나 된다

앞 장에서는 골격근의 구조에 대해 알아보았는데, 이번에는 골격근이 체력과 어떤 연관이 있는지 살펴보도록 하자.

전신에 400종 이상이나 되는 골격근의 양이 어느 정도인지 나타내는 것이 '근육량'이다.

근육의 무게로 말하자면 신생아는 체중의 약 25%로 추정되나, 성인이 되면 남성은 40~45%로 절반 가까이 되며 여성도 30~35%로 꽤 높은 비율이라 놀라게 된다.

시판하는 체조성계를 이용해 직접 근육량을 측정할 수 있지만 정확하게 알고 싶으면 병원에서 MRI(자기공명영상법)나 이중 에너지 X선 흡수 측정법(DXA법)을 이용해야 한다.

대략적인 근육량을 측정하는 것이라면 '제지방 체중'으로 확인하는 방법도 있다.

제지방 체중은 체중에서 체지방량을 제외한 중량이며, 여기에는 근육, 뼈, 내장, 혈액, 수분의 중량까지 모두 포함되지만 제지방 체중을 대략적인 근육량으로 보는 것이다.

체지방량은 '체중×체조성계로 측정한 체지방률'의 계산으로 바로 나오므로

'제지방 체중=체중-체지방량'이 된다.

출생 시에 비해 남성이 30~40배, 여성은 20~30배 정도까지 근육량이 증가하는 이유는 48페이지에서 언급한 액틴 필라멘트와 미오신 필라멘트 등의 수축단백질과 그 외 구조단백질이 만들어져 근섬유가 굵고 길어지며 수가 증가하기 때문이다.

단백질은 발육이나 트레이닝으로 분비된 호르몬이나 성장 인자, 역학적 스트레스(운동 자극), 세포 내 환경 변화 등을 통해 근섬유에 수없이 존재하는 핵 내 유전자(DNA) 정보가 이른바 '전사'나 '번역'이라 불리는 기구(메커니즘)에 의해 전해짐으로써 만들어진다.

20~30세,
근력이 최고조다

한편 근육이 발휘하는 힘이 어느 정도인지를 나타내는 것이 '근력'이다.

근육량이 증가하는 것을 '근육의 형태적 변화'라고 한다면 근력이 상승하는 것은 '근육의 기능적 변화'라고 할 수 있다.

악력(물건을 쥐는 손의 힘)이나 배근력(등을 펼 때의 힘)은 가장 일반적인 근력으로, 전용 기기를 사용하면 간단하게 계측할 수 있다.

어느 정도 근력이 있는지 결정하는 것은 근섬유의 단면적이다.

'힘이 붙었다', '힘이 세졌다'고 느끼는 것은 근 단면적이 커지는 것에 비례해 근력이 높아졌기 때문이다. 근섬유의 단면적은 초음파법, CT(컴퓨터 단층 촬영법)나 MRI로 측정할 수 있다.

남성의 경우 상반신과 하반신 전체적으로 근섬유 단면적의 연간 증가량이 12~13세에 최고조에 달해, 18세 정도까지 증가하는 경향이 나타난다. 여성의 경우는 14세 이후 늘어나는 속도가 완만해지므로 14세경부터 남녀 차가 두드러진다.

다만 근력은 근섬유 단면적 이외에도 근섬유 배열, 근수축에 관계하는 근섬유의 총수(동원율), 근섬유 타입, 골격근이 뼈에 연결된 부위인 건조직의 길이나 점탄성, 관절 구조, 대뇌피질의 흥분도(모티베이션) 등에도 영향을 받는다. 따라서 단면적의 최고조와 근력의 최고조에는 다소 차이가 발생한다.

이런 다양한 요소가 관계해 도달하는 근력의 최고조 연령은 의외로 일찍 찾아온다. 남성은 20~30세, 여성은 20세경으로, 40세까지는 정점의 레벨이 유지되는 것이 일반적이다.

마흔부터
근육이 급격히 빠진다

　탄생 후 성장과 더불어 근육량, 근력 모두 늘어나지만 이것이 정점에 달하면 얼마간 유지되다가 이후로는 우물쭈물하는 사이 내리막으로 접어든다.

　다음 페이지의 그래프를 통해 전신 근육량과 체중에서 차지하는 근육량의 비율이 남녀 각각 어떻게 변화하는지 확인할 수 있다.

　이 그래프를 보면 전신 근육량은 남녀 모두 45세경부터 감소하기 시작해, 50세를 지나면서 줄어드는 속도가 급격히 빨라지는 것을 알 수 있다. 전신 근육량의 비율이 저하하는 정도는 여성에 비해 최고점이 높은 만큼 남성 쪽이 급격하다.

　건강한 일반 성인이라도 근육량은 20~50세에 약 10% 감소, 50~80세에는 다시 30~50%로 눈에 띄게 감소한다.

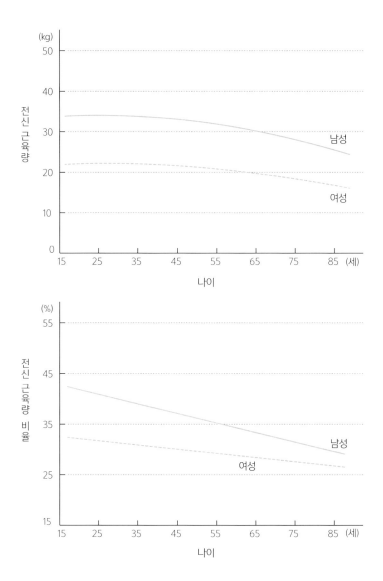

느리게 나이 드는 비결 근육에 투자하라

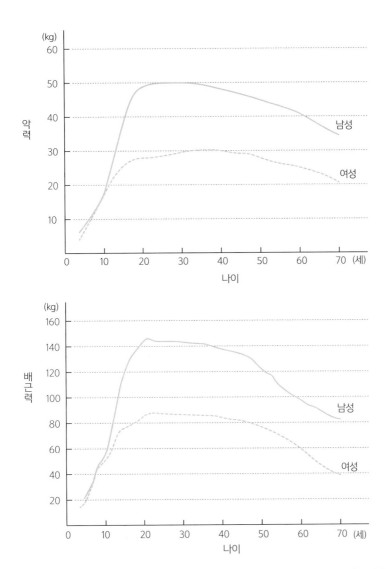

▶ 다카이시 마사히로 감수, 히구치 미쓰루·사타케 다카시 편저 《신체 발달과 노화의 과학》을 기초로 작성

또한 근력도 건강한 성인의 경우는 40세 정도까지는 유지되지만 이후로는 저하한다. 특히 평소 운동을 하지 않는 사람은 이르면 30세경부터 매년 0.5~1% 정도 떨어진다.

악력을 예로 들면 최고치에 비해 50세에 90%, 60세에 80%, 70세에 70%로 50세를 지나면 10년마다 10% 정도씩 저하한다(65페이지 그래프).

또한 배근력은 최고치에 비해 50세에 85%, 60세에 65%, 70세에 남성은 55%, 여성은 45% 정도이며, 70세가 되면 최고치의 절반 가까이 하락한다. 이 같은 수치를 보면 여전히 젊다고 생각하고 흐지부지 시간을 허비할 수 없을 것이다.

근육은 게으름뱅이,
금세 약해진다

몸을 움직이지 않기 때문에 에너지 소비가 극히 적은 상태가 '신체 활동 부족(Physical Inactivity)'이다. 이로 인해 근육량 감소와 근력 저하가 나타나는데 특히 상반신보다 하반신 근육에서 두드러진다.

피험자를 장기간 침대 위에 누워 있도록 하고, 식사나 용변까지 침대 위에서 하게 했을 때 몸에 어떤 영향이 나타나는지 조사하는 '베드 레스트'라는 실험이 있다.

이 실험에서 불과 3주간 침대에서 내려오지 않은 채 생활하는 것만으로도 하반신 근육량이 2~10% 감소하고, 남녀 모두 근력이 평균 20% 저하했다.

그중에서도 특히 장딴지에 있는 하퇴삼두근의 근육량 감소율이 현저히 높다는 결과가 나왔다.

하퇴삼두근은 까치발을 했을 때나 점프 동작 시 주로 관여하는 '비복근'과, 까치발 서기, 직립 자세 유지, 장시간 기립할 때 주로 관여하는 '가자미근'을 말한다. 비복근 앞에 있는 힘줄이 합류한 것이 우리가 흔히 잘 알고 있는 아킬레스건이다.

이처럼 몸을 움직이지 않는 실험을 통해, 몸에 가해지는 중력에 대항해 직립 자세를 유지하는 데 중요한 '항중력근'이라는 근육군이 특히 큰 영향을 받는다는 것을 알 수 있다.

상반신에서는 척주기립근군, 복횡근, 승모근 등, 하반신에서는 하퇴삼두근을 비롯해 대퇴사두근, 햄스트링, 대전근, 장요근 등이다(각각의 근육이 몸의 어디에 있는지는 다음 페이지의 근육 그림을 보고 확인하자).

장기간 무중력 공간에 머물러 있어야 하는 우주 비행사들은 특히 하반신 근육량 감소와 근력 저하가 절실한 문제이다. 근육을 구성하는 단백질(근단백질)은 항상 합성과 분해를 반복하는데, 우주 공간에서는 그 밸런스가 무너져 합성량이 줄고 분해량이 늘어난다. 그렇기 때문에 근육량이 줄고, 이에 동반해 근력도 저하한다.

우주에서 체류하는 동안 우주 비행사들이 하반신으로 버티고 서는 웨이트 리프팅 종류의 운동과 자전거 에르고미터(고정식 자전거), 트레드밀을 이용한 유산소 운동 등을 매일 빼먹지 않고 실시하는 것은 이런 이유이다.

근육은 사용하지 않으면 순식간에 사라지는 대단한 '게으름뱅이'라는 사실을 베드 레스트 실험이나 우주 비행이 알려주고 있다.

느리게 나이 드는 비결 근육에 투자하라

직립 자세를 유지하는 근육

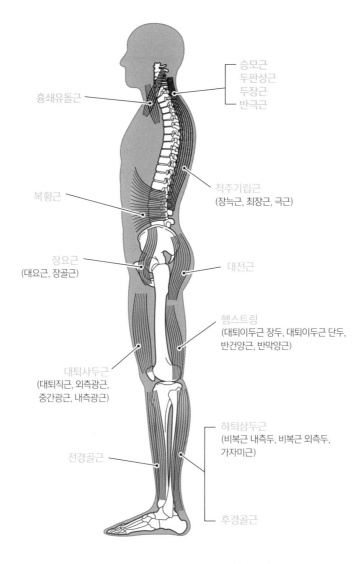

흉쇄유돌근

승모근
두판상근
두장근
반극근

복횡근

척주기립근
(장늑근, 최장근, 극근)

장요근
(대요근, 장골근)

대전근

햄스트링
(대퇴이두근 장두, 대퇴이두근 단두,
반건양근, 반막양근)

대퇴사두근
(대퇴직근, 외측광근,
중간광근, 내측광근)

하퇴삼두근
(비복근 내측두, 비복근 외측두,
가자미근)

전경골근

후경골근

▶ 무라오카 이사오 감수 《운동·몸 도해 / 근육·관절·뼈의 움직임과 구조》를 기초로 작성

노화는
하체부터 시작된다

예로부터 '노화는 다리부터'라는 말이 있었다.

노인이 되면 잘 비틀거리고 넘어져서 '이제 다리가 약해졌구나' 하고 실감하게 된다. 상반신과 하반신 근력 변화를 비교한 도표를 보아도 명확하게 알 수 있다. 남녀 모두 상반신보다 하반신의 감소율이 높은 것이 뚜렷하다(다음 페이지 도표).

베드 레스트 실험에서 근육량 감소율이 두드러진 곳이 하퇴삼두근이었는데 대퇴사두근도 마찬가지다.

대퇴사두근은 넓적다리(대퇴부)의 앞쪽에 있는 대퇴직근·외측광근·중간광근·내측광근 4근육의 총칭으로, 무릎관절을 굽혔다 펴는 동작을 할 때 깊이 관여한다.

체중 1kg당 대퇴사두근 근육량은 20대 평균이 25g, 70대 평균이

느리게 나이 드는 비결 근육에 투자하라

상반신과 하반신 근육량의 연령별 변화

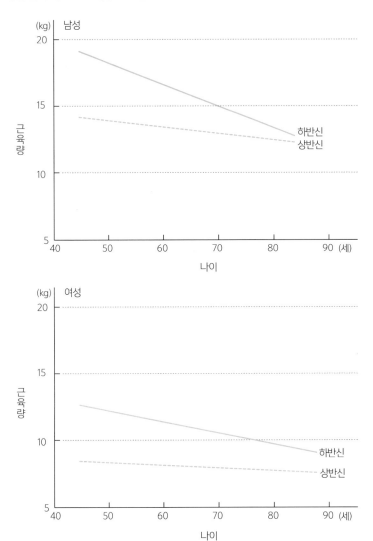

※남녀 모두 45세 이상
▶ 다카이시 마사히로 감수, 히구치 미쓰루·사타케 다카시 편저 《신체 발달과 노화의 과학》을 기초로 작성

15g이라고 하며, 만약 이것이 10g 아래로 떨어지면 몸을 지탱하는 것이 힘들어 쉽게 낙상하게 된다.

직립 자세를 유지하고, 걷는 동작에도 중요한 역할을 하는 이들 근육이 퇴화하면 서서히 낙상의 위험이 높아진다. 문지방이나 카펫같이 매우 얇은 턱에도 걸리거나 넘어져서 골절 등 큰 부상을 당해 자리보전하고 눕게 된다.

이는 결코 과장된 이야기가 아니다. 간호가 필요한 원인의 상위에 랭크된 것이 의외로 골절과 낙상이다.

느리게 나이 드는 비결 근육에 투자하라

좋은 자세를 만드는
핵심은 체간이다

하반신 근육과 더불어 체력을 유지하는 데 빼놓아서는 안 되는 곳이 체간(부) 근육, 체간근이다.

체간은 그야말로 '몸의 중심(축, 코어)'으로, 목 위쪽의 두경부와 양팔(상지), 양다리(하지)를 제외한 부분이다. 몸의 중요한 장기가 있는 동체를 가리킨다.

동체라고 해도, 가슴에서 배, 등에서 허리 주변, 엉덩이에 걸친 매우 좁은 범위이며, 근육으로 말하면 위는 횡격막(이것도 근육이다)에서 아래는 골반저근으로 둘러싸인 부분을 체간이라 하는 경우도 있다.

체간근의 구성은 다음과 같다.

● 배 부위의 이른바 복근(복직근, 복횡근, 복사근), 횡격막

- 등 부위의 다열근, 척주기립근, 광배근, 승모근
- 허리 부위의 장요근(대요근, 장골근, 소요근)
- 엉덩이 부위의 대전근, 골반저근

몸 표면 가까이 있으면서 몸을 움직이는 이른바 표층근(아우터 머슬)과, 몸 깊숙이 있으면서 몸을 지탱하고 안정시키는 심층근(이너 머슬)이 있다.

체간은 직립 자세를 유지하는 데 매우 중요한 역할을 한다.

직립하면 가장 위에 있는 무거운 머리와 몸에 가해지는 중력이 모두 아래쪽에 집중되기 때문에 균형을 잡기 어렵다. 그뿐만 아니라 그 상태로 걷거나 운동을 하는 것이므로 전신을 확실히 지탱하는 것이 대단히 중요하다. 바로 그런 중차대한 역할을 하는 것이 체간이다.

그러므로 체간을 단련한다고 할 경우 대상이 되는 것은 심층근 쪽이다.

베드 레스트 실험에서 특히 영향을 크게 미친 곳이 항중력근인데, 물론 여기에는 체간근도 포함된다.

사용하지 않으면 기능이 퇴화되는 게으름뱅이인 점은 체간근도 예외가 아니다.

특히 허리 부위 대요근의 근육량은 20세를 100%라 했을 때 40대에 약 80%, 70대에는 약 50%까지 떨어진다.

대요근은 척주(등골)와 대퇴골를 연결하는 근육으로, 소나 돼지 등으

느리게 나이 드는 비결 근육에 투자하라

체간의 단면도(복근군과 등 근육군)

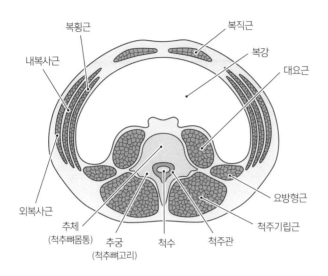

내복사근 · 복횡근 · 복직근 · 복강 · 대요근 · 외복사근 · 추체(척추뼈몸통) · 추궁(척추뼈고리) · 척수 · 척주관 · 척주기립근 · 요방형근

▶ 《건강 운동 지도자 양성 강습회 텍스트(상)》을 기초로 작성

로 말하자면 안심에 해당한다. 인간은 두 발로 직립보행을 하므로 다리를 들어 올려 앞으로 내딛는 동작이 필수적이다. 대요근이 특히 중요한 것은 이 때문이며, 이곳의 근육량이 감소하면 보폭에 심대한 영향을 미친다. 걸을 때 발을 질질 끄는 모양이 되어 잘 넘어질 수 있다.

기둥이 약한 나무는 약한 바람에도 흔들흔들 금세 넘어질 듯하지만, 기둥이 튼실하면 그럴 우려가 없다. 사람도 마찬가지로 체간근을 단련하면 안정된 자세를 유지할 수 있다.

생명을 위협하는
근감소증 '사르코페니아'

나이를 먹으면서 근육량이 감소하고, 근력도 저하하며, 걷는 속도가 늦어지는 등 운동·신체 기능에 장애가 생긴다. 이로써 자립적인 생활이 불가능해지고, 최종적으로는 죽음의 리스크로도 이어진다. 이 같은 진단이 바로 '사르코페니아(근감소증, 근력 저하)'이다. 그리스어로 근육을 말하는 '사르코(Sarco)'와 상실을 뜻하는 '페니아(Penia)'를 합성한 조어이다.

사르코페니아는 노화로 인한 원인인 '원발성(1차성)'과 신체 활동량, 질병, 영양이 원인인 '2차성' 2종류가 있다.

'2차성'의 원인으로는 안정된 상태가 과도하게 지속되면서 유발된 활동 부족, 활발하지 않은 생활 습관, 컨디션 저하, 진행되는 장기 부전, 염증성 질환, 암 등의 악성종양, 내분비 질환, 저영양, 섭식 불량, 식욕

느리게 나이 드는 비결 근육에 투자하라

부진 등 다양하다.

　일본에서는 고령자의 약 10~15%가 사르코페니아를 앓고 있다고 추산되며, 남성은 80세, 여성은 75세를 지나면서 환자 수가 급증한다.

　사르코페니아 치료법은 현시점에서 승인받은 약이 없으므로 운동과 식이요법의 병행이 최선이다.

　운동을 하면 근단백질 합성이 촉진되고, 분해를 억제하는 '단백질 동화 호르몬'의 혈중 농도가 높아진다.

　원인의 하나로 지목되는 저영양 문제도 특히 단백질 섭취 부족이 두드러지므로 식사를 통한 적절한 섭취가 필요하다.

손가락 고리 테스트
(사르코페니아 진단법)

사르코페니아의 위험이 있는지 아닌지는 아시안 사르코페니아 워킹 그룹(Asian Working Group for Sarcopenia: AWGS)이 작성한 기준에 따라 보행 속도, 악력, 사지 골격근 지수를 측정해 진단할 수 있지만, 그보다 간단하게 가늠할 수 있는 방법이 있다. 이지마 가쓰야(도쿄대학 고령사회종합연구소) 교수가 고안한 '손가락 고리 테스트'이다(다음 페이지 그림).

양손의 엄지와 검지의 손가락 끝을 붙여 고리 모양을 만들어 종아리의 가장 굵은 부분을 감싼다. 이때 고리와 종아리 사이에 틈이 있으면 사르코페니아 가능성이 높고, 고리가 종아리를 다 감싸지 못하면 사르코페니아의 가능성이 낮다고 판단한다. 종아리 쪽이 가늘면 사르코페니아로 근육량이 감소한 것으로 판단할 수 있기 때문이다.

느리게 나이 드는 비결 근육에 투자하라

손가락 고리 테스트

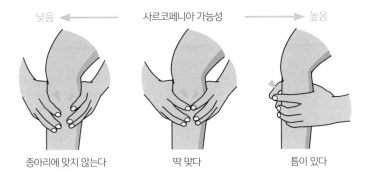

낮음 ← 사르코페니아 가능성 → 높음

종아리에 맞지 않는다　　　　딱 맞다　　　　틈이 있다

▶ 이지마 가쓰야 교수의 자료를 기초로 작성

　그 외에도 '눈 뜨고 한쪽 다리로 균형 잡기 테스트', '5회 앉았다 일어나기 테스트'가 있다. 양쪽 눈을 뜬 채 한쪽 다리로 서기가 가능한 시간이 8초 미만이거나, 앉았다 일어나는 동작을 5회 실시하는 데 10초 이상 걸리는 경우는 사르코페니아를 의심한다. 테스트를 통해 직접 확인해보도록 하자.

하반신 기능이 떨어지는
'사르코페니아 비만'

근육량이 감소하는 사르코페니아와 체지방이 증가하는 내장 비만이 동시에 발생하는 '사르코페니아 비만'이 근래 주목받고 있다.

사르코페니아 비만이 무서운 것은 사르코페니아로 인해 보행 속도가 늦어지거나 계단을 오르내리기 힘들어지는 등 하반신 기능이 저하되는 문제만이 아니다. 통상 내장 비만과 비교해 당뇨병, 고혈압, 이상지질혈증 등의 대사 질환과 뇌졸중, 심근경색 등의 동맥경화성 질환의 발병 위험이 한층 높아지기 때문이다.

지방은 늘어나도 사르코페니아로 근육량이 감소하고 있기 때문에 외형적으로 뚱뚱해 보이지 않아 알아채기 힘들고, 진단받았을 때 이미 다양한 증상이 상당히 진행된 경우가 있다. 그래서 이른 진단과 치료가 중요하다.

운동 기능이 약해지는
'로코모티브 신드롬' 자가 체크

　노화나 골절 등의 부상, 골다공증, 변형성 관절염, 류머티즘 관절염, 사르코페니아 등으로 근육을 비롯해 관절, 연골, 추간판과 같은 운동기관이 약해져 운동 기능이 저하된 상태를 '로코모티브 신드롬(운동 기능 저하 증후군)'이라 한다.

　2007년에 일본정형외과학회에서 처음으로 제창했으며, 자가 체크를 위한 7개 항목을 발표했다.

　① 계단을 오르내릴 때 난간이 필요하다

　② 한 다리로 서서 양말을 신을 수 없다

　③ 집에서 자주 넘어지거나 미끄러진다

　④ 15분 정도 쉬지 않고 걷기가 힘들다

⑤ 녹색등일 때 횡단보도를 다 건너기 힘들다

⑥ 2kg 정도의 물건을 들고 가는 것이 어렵다

⑦ 청소기를 돌리고, 이불을 올리고 내리는 등의 집안일이 힘들다

이 중에 하나라도 해당되면 로코모티브 신드롬의 위험이 있다고 볼수 있다. 의사의 진단을 받아 운동과 올바른 영양 섭취로 운동 기능을 회복해야 한다.

느리게 나이 드는 비결 근육에 투자하라

근육량이 증가하면
대사 증후군이 좋아진다

이제는 일반인에게도 많이 알려진 '대사 증후군(메타볼릭 신드롬)'은 비만(내장 지방 축적)이나 운동 부족, 노령화 등의 원인으로 이상지질혈증, 고혈압, 고혈당 등을 유발하는 증상을 말한다. 그뿐 아니라 뇌졸중이나 심근경색과 같은 뇌·심혈관 질환이 일어날 위험도 높아진다.

그런데 대사 증후군과 근육이 무슨 관계가 있을까 싶지만 사실 대사 증후군의 진단 기준이 되는 혈당치를 조절하는 데 골격근이 중요한 역할을 한다.

식사로 혈당(혈액 속의 당분)이 올라가면 췌장에서는 혈당을 낮추는 인슐린이라는 호르몬이 분비된다. 그러면 근육, 지방세포 등의 세포막에 있는 인슐린 수용체가 반응해 혈당(글루코스, 포도당이라고도 한다)을 세포 내로 수용해, 근육에서는 글리코겐(글루코스가 집합적으로 연결된 당질 저장 형태)으로, 지방세포에서는 중성지방으로 변환해 저장한다. 이 같은 에너지 대사를 가장 활발하게 하는 곳이 골격근이다. 유산소 운동만이 아니라 트레이닝으로 근육량이 증가하면 대사 증후군의 예방과 증상 개선에도 효과적이다.

느리게 나이 드는 비결 근육에 투자하라

당뇨병도
근육이 원인인 질병이다

당뇨병도 대사 증후군과 마찬가지로 근육과 관계없는 질병이라 생각하기 쉬우나 결코 그렇지 않다. 오히려 '당뇨병은 근육이 원인인 질병이다'라고 해도 좋을 정도로 근육의 기능과 밀접한 관계가 있다.

근육세포 내에는 GLUT4(Glucose Transporter Type 4)라고 하는 당수송 단백질이 있다. 혈당치 상승에 반응해 췌장에서 혈액 내로 인슐린이 분비되어 근육세포의 표면에 있는 인슐린 수용체와 결합하면 세포 내에서 화학반응이 진행된다. GLUT4가 근육세포 표면으로 이동해 혈당을 수용하기 위한 게이트가 열리고, 거기에서 혈당이 근육으로 유입되는 것이다.

운동을 많이 하는 사람은 그렇지 않은 사람에 비해 근육 내 GLUT4의 양이 2배가량 많아서 미량의 인슐린으로도 신속하게 혈당치를 떨어뜨릴 수 있다. 한편 운동 부족이나 과식으로 내장 지방이 축적된 대사 증후군 환자는 근육 내 GLUT4의 양이 적고 인슐린의 효과도 떨어져서 상승한 혈당치가 좀처럼 내려가지 않는 '인슐린 저항성'이 나타난다. 여기서 더 나아가 고혈당 상태가 지속되면 당뇨병으로 증상이 진행되는 것이다.

한편 동양인은 서양인에 비해 췌장에서 인슐린을 분비하는 능력이 부족해 50% 정도밖에 되지 않는다고 한다. 서양인은 인슐린을 다량 분비해 지방조직에 충분히 수용한 혈당을 지방으로 변환할 수 있기 때문에 비만해지기는 쉽지만 당뇨병의 발병은 늦출 수 있다. 그러나 동양인은 인슐린 분비 능력이 떨어져 비만해지기 전에 당뇨병이 먼저 발병하기 쉽다.

이렇게 보면 운동 부족으로 인한 골격근 기능 저하가 인슐린 저항성을 높이는 비만을 유발하는 요인이기도 하므로, 운동 부족이 당뇨병의 발병과 관련이 깊다고 해도 큰 문제는 없을 것이다. 당뇨병 치료에서 운동요법이 중시되는 것은 골격근으로 가는 혈당의 수용을 촉진하고, 인슐린 저항성 개선에 효과가 높기 때문이다.

골격근을 단련하는 것이 당뇨병 예방으로도 이어지는 셈이다.

이번 장에서는 근육 감소와 질병에 대한 이야기를 하였는데, 그렇다고 너무 위축될 필요가 없다. 왜냐하면 연령에 관계없이 근육을 단련하면 근육량이나 근력은 회복할 수 있으며, 나아가 한층 높일 수도 있기 때문이다.

이를 위해 어떤 방법이 있는지 다음 장부터 구체적으로 알아보자.

4장

남은 50년을 위해 근육 운동을 시작하라

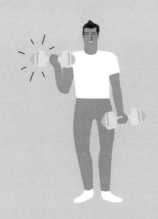

트레이닝은
운동선수만 하는 게 아니다

　지금까지 서술한 내용의 복습이 되겠지만, 체력의 정체는 근력과 전신 지구력에 있다. 체력이 떨어진다고 느끼는 것은 근력과 전신 지구력의 저하가 원인이므로 이 2가지를 높이면 체력은 회복되고, 생활 습관병의 발병 위험을 낮출 수 있다.

　이를 위해 필요한 것이 골격근을 자극하는 다양한 트레이닝이다.

　그렇다면 어떤 트레이닝이 바람직한지 이야기를 진행하기 전에, 만약 트레이닝에 대해 잘못된 인식을 가진 사람이 있다면 이를 불식하는 것이 선결 과제이다.

　트레이닝이라고 하면 체지방률 한 자릿수, 선명한 복근을 자랑하는 운동선수나 근육이 울퉁불퉁한 보디빌더와 같이 극히 일부가 대단히 높은 강도로 하는 것이라 생각하는 사람이 있을 것이다.

이렇게 선입견을 가지면 운동을 싫어하는 사람은 특히 트레이닝이라는 말을 듣는 것만으로도 손사래를 치며 즉각적인 거부 반응을 보인다.

본디 트레이닝이란 기능이나 학문, 체력과 정신력을 일정 목표에 도달하도록 반복적으로 실행하는 '연습, 훈련, 단련'을 말한다.

따라서 운동선수만 하는 것이 아니다.

부하(負荷)의 강약과 관계없이 일반인도 적절하게 하면 반드시 결과가 나오는 것이 트레이닝이다. 굳이 트레이닝이라고까지 하지 않더라도 가능한 만큼 자주 10분이라도 좋으므로 하루 중 활발하게 몸을 움직이는 시간을 전보다 길게 하는 것만으로도 효과가 있다.

몸을 움직이지 않으면 근육에는 오로지 악영향만 남을 뿐이다.

하루 중 앉아 있는
시간은 어느 정도인가

'Sedentary'라는 영어 단어는 흔히 사용하는 용어가 아니므로 처음 접하는 분이 많을 것이다.

"앉아 있는, 주로 앉아 있는, 앉아서 하는 일의"라는 의미로, 앉아서 몸을 많이 움직이지 않는 생활 행동 스타일을 'Sedentary Behavior', 정적으로 오래 앉아 생활하는 것을 'Lead a Sedentary Life' 등으로 표현한다.

문제는 앉아 있는 시간(Sedentariness)이 세계에서 독보적으로 길다는 것이다. 2011년 시드니대학에서 세계 20개국의 평일 앉아 있는 시간을 조사하였는데, 일본과 사우디아라비아 국민이 420분(7시간)으로 가장 길고, 이어서 타이완, 노르웨이, 리투아니아, 홍콩, 체코, 스웨덴, 스페인의 순이었다(우리나라의 경우 2014년 보건복지부와 질병관리본부의

'국민건강통계'에 의하면 19세 이상 성인 남녀 5000명을 대상으로 한 조사에서 19~29세 8.7시간, 30대 7.6시간, 40대 7.3시간, 50대 7.1시간, 60대 6.7시간으로 나타났다. - 옮긴이).

오래 앉아 있는 생활 습관의 위험성에 크게 경종을 울리는 분이 내가 소장으로 있는 액티브에이징연구소의 핵심 멤버인 와세다대학 스포츠과학학술원 오카 고이치로 교수이다. 앞서 언급한 20년에 걸친 대규모 조사 연구 프로젝트 'Waseda's Health Study'의 리더이기도 하다.

세계에서도 눈에 띄게 오래 의자에 앉아 있는 원인을 살펴보면 미국이나 프랑스의 약 3배나 되는 야근 시간으로 인한 1일 노동시간 증가를 들 수 있다. 컴퓨터와 오피스 기기의 발달에 따른 데스크 워크, 택시와 자가용을 이용한 이동, 집에 돌아가면 1일 TV 시청 시간과 컴퓨터나 스마트폰을 들여다보거나 게임을 즐기는 여가 시간이 길어진 것도 요인이었다.

느리게 나이 드는 비결 근육에 투자하라

당장 오래 앉아 있는
습관부터 바꿔라

오래 앉아 있는 것이 건강에 얼마나 좋지 않은지에 대한 연구도 이루어지고 있다.

앉아 있는 동안은 하반신 근육을 사용하지 않으므로 혈류 속도가 저하돼 전신의 혈액순환이 나빠진다. 넓적다리에는 대퇴정맥이 있는데 여기에서 심장으로 혈액을 보내는 혈류 속도가 자리에 앉은 뒤 불과 30분 만에 약 70%나 떨어진다.

그 결과 혈액이 정체되어 순환이 원활하게 이루어지지 않는다. 해외 장거리 비행에서 발생하는 '이코노미 클래스 증후군'의 증상이 이것과 같다.

또한 근육을 사용하지 않으면 에너지 대사도 저하해 혈액 속의 당분이나 지방이 에너지로 소비되지 못하고, 염증이 생겨 세포가 파괴된다.

그 결과 심근경색, 뇌경색 등의 혈관 질환이나 당뇨병, 암의 위험이 높아진다.

한편 운동을 꼬박꼬박 하지만 그 외의 시간은 내내 앉아 있는 사람을 '액티브 카우치 포테이토'라 한다.

카우치 포테이토는 카우치 소파(등받이가 낮은 장의자)에 앉거나 누워서(포테이토칩을 먹으며) 빈둥거리는 라이프스타일이나 그런 습관이 있는 사람을 가리키는 말로, 나태하고 건강하지 않은 생활 습관을 야유하는 의미도 포함한다.

그들은 '운동도 열심히 하고 있으니 그 외의 시간은 오래 앉아 있어도 괜찮지 않은가'라고 변명하겠지만 운동을 했다는 것이 과도하게 오래 앉아 있는 것에 면죄부가 되지는 않는다.

오래 앉아 있는 것 자체를 어떻게든 조금이라도 줄이는 것이 포인트이다.

업무 특성 등에 따라 계속 앉아 있어야 하는 사정도 있겠지만 가능하면 20~30분에 한 번은 일어서서 그 자리에서 2~3분 정도 제자리걸음을 한다든지, 가까운 거리를 가볍게 걸을 것을 강력 추천한다.

이것이 어렵다면 적어도 1시간에 한 번은 반드시 앞에 언급한 동작을 해주어 다리의 혈류 개선을 꾀한다. 회의 중이라도 브레이크 타임을 갖거나 잠깐 기분 전환도 할 겸 차를 가지러 가는 등 얼마든지 방법을 찾을 수 있을 것이다.

그래도 여전히 일어설 수 없는 사정이 있는 경우는 책상 아래서 조용히 할 수 있는 방법이 있다.

한 가지는 의자에 앉은 채 발끝이 위를 향하도록 다리를 들어 올려 무릎관절을 펴서 바닥과 평행이 되는 상태를 5초간 유지하는 '무릎관절 펴기'이다.

또 한 가지는 의자에 앉은 채 발바닥을 바닥에 붙이고 발끝과 발뒤꿈치를 번갈아 들어 올리는 '발끝 올리기·발뒤꿈치 올리기'이다. 모두 오래 의자에 앉아 있는 데서 오는 다리의 혈행 악화를 개선하는 효과가 있다(방법은 5장에서 상세히 설명한다).

어쨌든 내내 의자에 앉아 있는 것은 위험하다는 사실을 반드시 기억하자.

근육 단련에
늦은 나이는 없다

이렇게 매일 오래 앉아 있는 생활 습관이나 운동 부족으로 인한 골격근의 기능 저하를 '나이가 나이인 만큼 어쩔 수 없다', '이제는 아무리 해도 예전으로 되돌리기 힘들다'고 포기하며 아예 아무 대책도 없이 무조건 받아들여야 할까.

분명히 말하지만 대답은 '노'이다.

설령 80세가 되든, 90세가 되든 운동을 습관화해 트레이닝을 계속하면 근육량이 증가하고, 근력이 회복된다는 사실이 여러 연구를 통해 밝혀졌다.

근육의 기능을 높이는 데 늦은 나이는 없다.

아무것도 하지 않으면 근육은 금세 감소하는 게으름뱅이라고 하였는데, 한편으론 언제 트레이닝을 시작하든 그에 반드시 응답하는 정직한 존재이기도 하다.

트레이닝까지는 안 가더라도 'Better than nothing', 즉 전혀 움직이지 않는 것보다 조금이라도 움직이는 편이 낫다. 어쨌든 아무것도 하지 않는 것은 절대 안 된다.

운동 습관이 없는 사람, 워킹을 하는 사람, 로잉(노 젓기, 5장에서 상세히 설명한다)을 하는 사람 각각의 다리 근육(각근)과 체간 근육(체간근)의 MRI 화상을 분석해 단면적을 비교하면 확연하다. 운동 습관이 없는 사람에 비해 워킹이나 로잉을 하는 사람의 다리와 체간 근육의 단면적이 모두 월등하다.

그중에서도 두드러지는 것은 로잉을 하는 사람의 체간근, 특히 대요근의 단면적이다.

체간근은 직립 자세를 유지하는 데 중요한 근육인데, 그중에서도 대요근은 걷는 기능과 밀접하다. 전신을 이용한 로잉 운동이 얼마나 효과적인지 보여주는 결과이다.

근육 운동은
밥 먹듯이 꾸준히

트레이닝은 근육의 기능을 높여 체력을 향상시키는 가장 효과적인 수단이다.

제대로 트레이닝을 하고 싶다면 닥치는 대로 할 것이 아니라 우선 트레이닝의 기본 룰을 알고 하는 것이 효과를 확실히 높일 수 있다.

다음에 8가지 포인트를 소개한다.

① 트레이닝을 도중에 멈추면 지금까지 모처럼 얻은 근육의 효과가 사라지며, 처음 상태로 돌아가버린다(가역성).

트레이닝을 멈추면 제자리로 되돌아간다.

근육은 사용하지 않으면 순식간에 퇴화하는 엄청난 게으름뱅이임을

느리게 나이 드는 비결 근육에 투자하라

앞서 언급하였다. 따라서 근육이 그렇게 되지 않도록 하기 위해서는 트레이닝을 정기적으로 지속해야 한다.

'지금까지 이만큼이나 했으니 이제는 멈춰도 되겠지'라고 하는 한계선이 없다. 체중이 줄었다고 안심하며 다이어트를 멈추면 금세 예전 몸무게로 돌아가는 것과 같다.

트레이닝을 오래 지속하는 요령에 대해서도 뒤에 설명하였으므로 이를 참고해 반드시 습관화하는 것이 좋다.(108~110페이지)

② 트레이닝은 고작 한 번에 효과를 얻는 즉효성은 없고, 규칙적으로 반복함으로써 효과가 드러난다(반복성).

③ 트레이닝으로 어느 정도의 기능(능력)이 생기면 한층 강한 부하(과부하)를 걸어주는 것이 중요(과부하 [오버로드]).

계속 똑같은 부하가 걸리면 몸이 그것에 적응해(익숙해져서) 효과가 나지 않기 때문이다.

④ 트레이닝은 단시간에 격하게 하는 것이 아니라 질적으로나 양적으로 순서대로 진행하는 것이 중요(점진성).

⑤ 효과가 나타나는 것은 적정한 트레이닝으로 자극을 받은 장기·기관·부위뿐(특이성).

단거리 선수가 마라토너용 트레이닝을 한다면 좋은 결과가 나오지 않듯 목적에 맞는 방법을 선택해야 한다.

⑥ 막연히 할 것이 아니라 자신의 의지를 바탕으로 트레이닝의 목적이 무엇인지 확실하게 정하고 실행할 필요가 있다(의식성).

⑦ 효과를 최대한 끌어내기 위해서는 트레이닝을 하는 사람의 체력, 성별, 연령, 운동력 등에 맞는 것을 선택한다(개별성).

⑧ 같은 트레이닝이라도 연령에 따라 얻을 수 있는 효과가 다르다(적시성).

트레이닝을 계획하여 짤 때 이들 8가지 포인트에 잘 기초했는가에 따라 효과도 달라진다.

운동 효과는
2~3개월 후에 나타난다

트레이닝을 했다고 해서 효과가 하루아침에 드러나지는 않는다. 개인차가 있지만 적어도 2~3개월 정도 지속해야 비로소 효과를 실감하게 된다.

바로 결과가 나오지 않는 점은 다이어트와도 유사하다. 마라톤 풀코스를 뛰어도 소비되는 에너지는 약 2400kcal, 1만 보 워킹으로도 약 300kcal로 극히 적다.

만약 체지방을 단번에 3kg 줄이려면 42.195km 마라톤 풀코스를 연속 9회나 완주해야 하는데, 이것이 가능한 사람은 없다.

그렇기 때문에 자칫 빨리 결과를 얻고 싶은 마음에 물만 마시는 다이어트, 사우나 다이어트, 절식·단식·편식·원 푸드 다이어트와 같이 극단적인 방법에 혹하기 쉽다.

그러나 살을 빼고 건강해지기 위해 다이어트를 한 것이 오히려 건강을 해친다면 본말 전도일 것이다.

트레이닝도 마찬가지여서 결과가 잘 나오지 않는다고 무리하거나 과도한 방식으로 욕심을 내다가 몸에 부하가 심하게 걸려 부상으로 이어지는 케이스가 늘고 있다.

적절하게 하면 트레이닝은 배신하지 않는다는 사실을 믿고 일상생활에서 꾸준히 습관화하는 것을 목표로 하자. 트레이닝에 지름길은 없다.

나에게 맞는
운동 강도가 중요하다

　트레이닝의 효과를 얻기 위해서는 자신의 건강 상태와 현재 체력 수준을 정확하게 파악한 뒤, 어느 정도의 부하로 할지, 적당한 강도의 방법을 선택해야 한다(체력을 측정하는 방법은 118~121페이지).

　몸을 단련하기 위해서는 가능하면 강한 강도의 트레이닝으로 자신을 극한까지 몰아치는 것이 효과적이라 생각하는 사람이 있을 것이다. 어떤 의미에서는 맞는 말이지만 거기에는 한도가 있다.

　너무 과해지면 힘줄이나 관절에 부담이 가서 통증이 발생한다든지, 피로가 풀리지 않는다든지, 혈압의 급격한 상승을 초래해 오히려 위험해질 수 있다. 물론 강도가 너무 낮으면 아무리 해도 효과가 나지 않는다.

　따라서 저강도(전력의 50% 이하)~중강도(전력의 50~70%)의 트레이닝을 정기적으로 가급적 오래 지속할 것을 추천한다. 그리 세지 않아도 근육을 사용하는 활동을 오래 지속하면 근력은 향상된다.

한편 피트니스클럽이나 스포츠 짐에 등록하면 강사의 지도하에 다양한 기구를 이용할 수 있으므로 자신에게 맞는 강도의 트레이닝이 가능하다.

그러나 집에서도 덤벨, 튜빙 밴드 같은 기구를 이용해 강도에 맞게 레지스턴스(근저항) 운동을 반복한다면 얼마든지 근력 증가, 근력 향상을 기대할 수 있다.

일상생활에서 서기·걷기·앉기와 같은 동작을 할 때 지금 어느 근육을 어떻게 사용하는지 의식하는 것도 좋다.

트레이닝이라고 특별한 의미를 두지 말고 생기를 더한다는 가벼운 마음으로 일상에서 습관화하는 것이 바람직하다. 성급한 마음은 이해하지만 트레이닝에서도 '과유불급'이라는 말을 마음속에 새겨두어야 한다.

느리게 나이 드는 비결 근육에 투자하라

홈 트레이닝을
오래 계속하는 비결

트레이닝을 도중에 그만두면 모처럼의 효과가 없어져 원점으로 돌아가버린다고 앞서 말하였다.

또한 효과가 드러나기까지 다소 시간이 걸린다고 했는데, 그렇다면 오래 지속할 수 있는 방법에 대해서도 생각해보아야 할 것이다.

피트니스클럽이나 스포츠 짐을 활용하는 것은 자신에게 투자하는 것이므로 결과를 기대해 오래 지속하는 동기부여가 되겠지만, 개인 사정 등의 이유로 정기적으로 다니기 어렵다는 단점이 있다.

한편 집에서 혼자 할 때는 자신만의 독단적 방식에 빠질 우려가 있는 반면 아무 때든 바로 가능하다는 장점이 있다.

홈 트레이닝에 관심 있는 사람을 위해 오래 지속할 수 있는 요령을 소개한다.

① 장애가 되는 요인은 배제한다

언제든 트레이닝이 가능한 공간을 확보하고, 필요한 용품은 바로 눈에 띄는 곳에 놓아두는 등 마음이 내킬 때 번잡하게 준비하지 않아도 바로 시작할 수 있는 환경을 만들어둔다. 매우 사소한 것이라도 트레이닝에 방해가 되는 장벽 요인은 최대한 배제한다.

② 매일 무리하지 않고 가능한 시간대를 정한다

'시간이 있을 때 하자'고 상황에 맞춰 짬을 내려 하면 금세 시들해지고 만다. 무리하지 않고 실행 가능한 시간대를 정해 반드시 규칙적으로 실행한다.

③ 변화를 준다

싫증이 나지 않도록 변화를 주는 방법도 현명하다. 예를 들어 워킹의 경우 그저 묵묵히 걷기보다 걸으면서 풍경을 함께 즐긴다든지 도중에 재미있는 장소에 들러 쉬는 코스를 몇 개 만들어두는 것도 좋을 것이다. 항상 같은 코스를 반복하더라도 때로는 반대편 도로를 걸어본다든지 하면 새로운 발견을 즐길 수 있다.

④ 절대 무리하지 않는다

다음 날까지 피로가 남지 않도록 반드시 페이스를 지킨다. 비바람이 강하거나, 컨디션이 좋지 않거나, 여건이 좋지 않으면 무리하지 말고

느리게 나이 드는 비결 근육에 투자하라

쉬어도 좋다. 지나치게 엄격하게 스스로를 얽매면 역으로 스트레스가 될 뿐이다.

좋아하는 음악을 들으면서, 좋아하는 영화를 보면서…… 등과 같이 '~하면서 트레이닝'도 좋다. 좋아하는 것에 정신이 분산되어 트레이닝의 괴로움과 단조로움을 덜 수 있다. 약간은 편안한 마음으로 임하는 것이 좋다.

⑤ 동호인을 만든다

혼자서 묵묵히 오래 지속하는 것에는 한계가 있다. 가족이나 친구 등 함께 하는 사람을 만드는 것이 효율적이다. 가까이에 동호회 등이 있으면 참여하는 것도 방법이다. 서로 격려하면서 의욕이 저하되는 슬럼프를 예방할 수 있다.

⑥ 기록하며 '시각화'한다

공부를 열심히 해서 좋은 시험 성적을 받으면 한층 매진하고 싶은 의욕이 커진다. 트레이닝도 마찬가지여서 효과가 눈에 보이는 형태로 나타나면 성취감도 생기고, 레벨을 높여 올라가고 싶은 욕구가 커진다.

측정 가능한 기록 데이터를 입력했다가 프린트해 벽에 붙여놓는 등 '시각화'해보자. 효과를 항상 바로 확인할 수 있도록 한다.

미리 목표한 로테이션에 성공한다든지 소기의 성과를 달성했을 때 원하는 것을 자신에게 선물해도 좋고 좋아하는 음식을 먹는 등 보상을 설정해놓는 것도 큰 동기부여가 된다. 스스로를 칭찬하는 '자기 보상'은 의욕을 높이는 좋은 방법이다.

⑧ 트레이닝은 배신하지 않는다는 것을 강하게 믿는다

효과가 있는지 없는지 알지 못한 채 무작정 내내 참고 해야 한다면 어떤 일이든 오래 지속하기 힘들다.

그러나 트레이닝에 이런 우려는 필요가 없다. 적절한 수준으로 실천하면 결코 배신하지 않으며, 반드시 보상이 있다는 사실을 굳게 믿어보자. 불안하기 때문에 쉽게 포기하는 것이다.

오래 지속할 수 있는 요령의 가장 중요한 포인트는 트레이닝을 어떻게 즐길 것인가, 이 한마디로 집약된다.

리듬을 타고 노래를 즐기는 것이 '음악'이라면, 움직이는 것을 즐기는 것을 나는 개인적으로 '동락'이라 부르고 싶다.

트레이닝을 오래 지속하기 위한 최고의 동기부여는 어떻게 즐기는 가에 있다. 즐겁지 않은데 의무만 정해둔다면 고통만 남을 뿐, 누구도 괴로운 것을 계속하려 하지 않는다.

즐기는 한편으로 자신에게 맞는 스타일을 찾아내 몸이 움직이는 것에 익숙하게 만든다. 매일 하던 것을 하지 못하게 되었을 때 어딘가 위화감이 느껴진다면 트레이닝이 습관화된 증거이다. 이렇게 되면 일단 일정 궤도 진입에 성공한 것이다.

절대 해서는
안 되는 트레이닝

    트레이닝의 목적이 근육 기능을 강화하고 건강해지기 위함인 만큼 안전을 해치는 방식은 절대 금물이다.

    잘못 강행하다가 심한 장애를 일으키거나, 경우에 따라 사고로 돌연 사에 이르기도 하므로 결코 과장된 이야기가 아니다.

    본인의 체력이나 신체 능력을 과신하거나 무리하지 말고, 지나치게 엄격해서도 안 되며, 내키지 않을 때는 중지하는 등 어깨에 힘을 빼고 즐기면서 한다.

    안전한 트레이닝을 위해 반드시 해야 하는 것이 메디컬 체크(의학적 검사)이다.

    메디컬 체크를 받으면

① 트레이닝을 해서는 안 되는(금기) 것인가, 아닌가

② 의학적 감시(지도)가 있으면 트레이닝을 해도 좋은가, 아닌가

③ 어떤 트레이닝을 어느 정도 빈도와 강도로 하는 것이 좋은가

와 같은 내용을 알 수 있다.

의료기관에서는 다음 페이지의 표에 있는 항목을 체크하는데, 정기 검진을 받고 있다면 결과의 일부를 활용해 중복을 피할 수 있다.

메디컬 체크는 트레이닝 전에 한 번 받았다고 해서 끝이 아니다. 트레이닝에 따라서는 예상하지 못한 새로운 증상이 발생할 위험도 있다.

가능하면 트레이닝을 시작하고 3개월 후에 재차 점검을 받고, 이상이 없으면 그 후는 6개월에서 1년에 1회 정도, 정기적으로 해주는 것이 바람직하다.

또한 계절과 같은 자연환경이나 생활환경으로 매일 몸 상태가 변화하므로 트레이닝 전의 셀프 체크도 빼먹지 말자.

만약 통증이 있다(머리, 가슴, 배, 허리와 다리), 열이 있다, 어지럽다, 몸이 무겁다, 숨차다, 심장이 두근거린다, 이명이 있다, 감기 기운(기침이나 가래가 나온다), 수면 부족, 숙취, 식욕부진, 설사나 변비와 같은 컨디션 난조가 한 가지라도 있을 때는 절대 무리하지 말고 트레이닝을 중지한다. 여름철 열사병 예방 정보가 나오는 시기에도 물론 무리해서는 안 된다.

트레이닝 중에 수분이나 미네랄 보급, 트레이닝 전후의 워밍업과 쿨

문진	현재 병력, 과거 병력, 운동 습관, 자각증상 등
진찰	혈압 측정, 흉부 청진기 등
검사 항목	신장, 체중, 허리둘레, 흉부 X선, 안정 시 심전도
소변 검사	pH, 요단백, 요당, 요케톤체
혈액 검사	말초혈: 백혈구 수, 적혈구 수, 헤모글로빈, 혈소판 수 생화학: 총단백, 알부민, 총빌리루빈, AST, ALT, 감마GTP, 총콜레스테롤, HDL 콜레스테롤, 중성지방, 크레아티닌, 요산, 공복 시 혈당, HbA1c
운동 부하 시험	자전거 에르고미터, 트레드밀
기타	홀터 심전도, 심장 초음파, 안저 검사 등

《건강 운동 지도자 양성 강습회 텍스트(하)》를 기초로 작성

링 다운도 결코 소홀히 하지 않도록 하자.

적절한 트레이닝을 계속한다면 그에 응답해 확실히 근육이 단련된다.

반복해서 언급하지만 전신 근육 중에서도 단련이 중요한 곳이 하반신과 체간 근육이다. 성장기의 정점을 넘긴 이후 나이를 먹을수록 상반신에 비해 하반신과 체간 쪽에서 근력이 눈에 띄게 저하하기 때문이다.

다음 장에서는 하반신과 체간 트레이닝의 방법을 알아본다.

5장

젊게 살려면 하반신과
체간 근육을 키워라

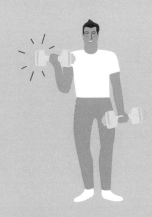

왜 하반신과
체간 근육인가

나이를 먹고, 몸을 움직이지 않으면 근육량이 감소해 근력이 저하되는데 특히 두드러지는 부위가 상반신보다 하퇴삼두근, 대퇴사두근, 햄스트링과 같은 하반신 근육 쪽이다. 이 때문에 '노화는 다리부터'라는 말이 나온다고 앞서 언급한 바 있다(3장).

여기에 더해 대전근, 장요근, 척주기립근과 같이 직립 자세를 유지하는 체간 근육도 몸을 움직이지 않으면 누구나 예외 없이 퇴화한다. 이렇게 되면 걷기에도 지장이 있고 잘 넘어진다.

나이와 상관없이 언제나 생생하게 움직이고 싶다면 이들 근육을 단련하는 것이 중요하다.

지금 당신의
체력을 체크하라

트레이닝에 들어가기 전에 우선은 근력과 전신 지구력(심폐 체력, 스태미나)을 측정해 자신의 체력이 어느 정도인지 확인해보자.

'최근 체력이 떨어졌다'는 느낌인데, 이것이 기분 탓일 뿐 실제는 아닌 것인지, 아니면 예상 이상으로 저하되고 있는 것인지, 만약 그렇다면 어느 수준인지 알아두는 것이 트레이닝을 선택하는 데 도움이 된다.

근력 체크

의자를 이용해 앉았다 일어서는 데 걸린 시간을 측정하면 근력의 정도를 가늠할 수 있다.

① 등을 펴고 의자에 앉는다

② 가슴 앞에서 양팔을 모은다

③ 무릎이 완전히 펴질 때까지 일어선다

④ 빨리 의자에 앉는 자세로 돌아간다

호흡을 멈추지 말고 이 연속 동작 ①~④를 총 10회 반복한 뒤 모두 몇 초가 걸리는지 측정한다.

걸린 시간이 다음 페이지의 표에서 성별·연령에 해당하는 시간의 '빠름'에서 '보통'의 범위라면 당신의 근력은 생활 습관병 예방을 위한 목표 수준에 거의 도달해 있고, '늦음'에 해당되면 미치지 못하는 상태인 것이다.

전신 지구력 체크

'약간 힘들다'고 느끼는 속도로 3분간 걸은 뒤 그 거리(m)를 잰다.

측정한 거리가 121페이지의 표에서 성별·연령별 보행 거리를 상회한다면 당신의 전신 지구력은 생활 습관병 예방을 위한 목표 수준에 거의 도달한 것이며, 만약 떨어진다면 충족되지 못한 상태이다.

그렇다면 3분간 걸은 거리는 어떻게 측정할 수 있을까.

최근엔 보행 거리를 측정할 수 있는 만보기를 손쉽게 구할 수 있으니 이것을 이용하는 것이 가장 간단한 방법이다.

만약 소지하고 있는 만보기에 이 기능이 없거나, 만보기 자체를 가지고 있지 않다면 '약간 숨차다'고 느끼는 속도로 걸었을 때 자신의 보폭

근력 테스트

① 등을 펴고 의자에 앉기

② 가슴 앞에서 양팔을 모으기

③ 무릎이 완전히 펴질 때까지 일어나기

④ 재빨리 앉는 자세로 돌아가기

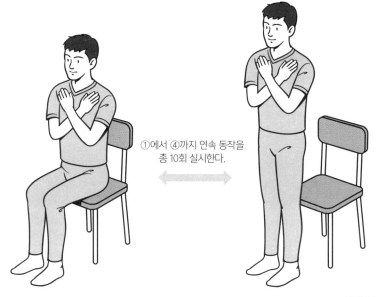

①에서 ④까지 연속 동작을
총 10회 실시한다.

(단위: 초)

나이(세)	남성			여성		
	빠름	보통	느림	빠름	보통	느림
20-39	-6	7-9	10-	-7	8-9	10-
40-49	-7	8-10	11-	-7	8-10	11-
50-59	-7	8-12	13-	-7	8-12	13-
60-69	-8	9-13	14-	-8	9-16	17-
70-	-9	10-17	18-	-10	11-20	21-

《건강을 위한 운동 지침 2006(후생노동성)》을 기초로 작성

느리게 나이 드는 비결 근육에 투자하라

성별 · 연령별 보행 거리

		20대	30대	40대	50대	60대
남성	3분간 보행 거리(m)	375	360	360	345	345
	보행 속도(m/분)	125	120	120	115	115
여성	3분간 보행 거리(m)	345	345	330	315	300
	보행 속도(m/분)	115	115	110	105	100

▶ 《건강을 위한 운동 지침 2006(후생노동성)》을 기초로 작성

이 어느 정도인지를 우선 잰다. 그 보폭으로 3분간 걷고 카운트한 걸음
수를 곱하면 거리가 나온다.

표에 있는 보행 거리는 모두 300m대이다. 육상경기장의 트랙이 1바
퀴에 400m이므로, 300m라면 트랙의 3/4 거리를 3분에 걷는 셈이다.

체크 결과 현재 근력과 전신 지구력은 어느 정도인가. 나이에 맞는
수준인지, 아니면 기분 탓이 아니라 실제로 꽤 뒤떨어져 있는지 확인해
보자.

유산소 운동 vs 근력 운동, 무엇이 더 중요한가

근력과 전신 지구력을 파악하였다면 이제부터는 트레이닝을 실천하자.

트레이닝에는 크게 나누어 유산소 운동과 레지스턴스 운동 2종류가 있다.

유산소 운동이라 불리는 이유는 호흡을 규칙적으로 하는 과정에서 근육에 지속적으로 공급되는 산소가 근육 내의 글리코겐(당질)과 지방을 분해해 근육 에너지를 만들어내기 때문이다.

또한 유산소 운동을 하면 내장 지방이나 피하지방으로 저장되어 있던 중성지방(글리세롤에 지방산이 3개씩 연결된 물질)이 분해되어 혈액 속으로 떨어져 나온 지방산을 근육에서 에너지원으로 이용한다. 이 작용은 체지방을 줄이는 데 대단히 중요하다.

느리게 나이 드는 비결 근육에 투자하라

워킹, 조깅, 수영, 사이클링, 에어로빅 등이 있고 장시간 지속할 수 있으며, 호흡 순환 능력도 향상돼 전신 지구력을 높인다. 그러나 근력을 높이는 효과는 그리 기대할 수 없다.

한편 레지스턴스 운동은 전신 혹은 국소 근육에 강한 부하(레지스턴스)를 걸어 골격근의 기능을 높이는 것이다.

산소를 이용해 에너지를 만들어내는 비율은 부하의 강도에 따라 달라진다. 강한 부하가 걸리면 무산소 운동이 되지만, 부하가 비교적 약하게 걸리면 장시간 유지가 가능하여 유산소 운동의 역할을 할 수도 있다. 무산소 운동과 레지스턴스 운동이 반드시 일치하지 않는다는 사실은 알아두는 것이 좋다.

즉 레지스턴스 운동은 근력 운동을 말하며, 만들어진 근육의 힘은 크지만 단시간밖에 지속되지 않는다. 대신 유산소 운동에 비해 근력을 높이는 효과가 있다.

내 체력에 맞는
방법을 선택한다

다음에서는 전신 지구력을 높여주는 유산소 운동이든, 근력을 높여주는 레지스턴스 운동이든 몸에 큰 부담을 주지 않고 바로 실행할 수 있으며, 하반신이나 체간 근육을 단련할 수 있는 트레이닝을 소개한다.

이를 보고 '여기에 소개한 내용을 모두 해야 하는 것인가' 하고 부담을 가질 필요는 없다.

소개한 것 중에서 하나라도 상관없으므로 자신의 체력에 맞는 것, 매일 반드시 할 수 있는 것을 선택해 가능하면 오래 지속하는 것이 좋다.

많은 방법을 소개하는 이유는 만약 시작해보고 자신에게 맞지 않는다고 느끼면 다른 것을 고를 수 있도록 선택지를 늘리기 위함이다.

다만 모두 트레이너의 지도가 없이 가능한 것이라 자칫하면 혼자 잘못된 동작으로 빠지기 쉽다. 바르지 않은 방법으로 하면 효과가 없을뿐

더러, 오히려 몸이 손상될 가능성도 있다. 올바른 방법으로 하고 있는지 꼼꼼히 확인하자.

또한 트레이닝 중에 어딘가 통증이 느껴진다면 바로 중지한다. 무리하는 것은 절대 금물이다.

로잉(노 젓기) 운동은
최강 트레이닝

골격근을 단련해 체력과 건강을 유지하기 위해서는 가능하면 유산소 운동과 레지스턴스 운동을 겸해서 실시하는 것이 바람직한데, 실은 이 2가지를 조합한 내가 가장 추천하는 트레이닝이 있다.

바로 '노 젓기'라는 의미의 '로잉(Rowing)'이라는 운동이다.

서구에 비하면 아직 널리 알려지진 않았지만 유산소 운동과 레지스턴스 운동의 이점을 고루 갖춘 최강의 트레이닝이다.

그러면 어째서 로잉이 최강인지 몇 가지 데이터로 검증해보자.

로잉을 하는 사람의 최대 산소 섭취량을 보면 연령을 불문하고 하지 않는 사람에 비해 높다. 최대 산소 섭취량은 운동 중 체내에 공급하는 산소의 단위시간당 최대량을 말하며, 운동생리학에서 가장 많이 사용하는 지구력 지표이다. 이것으로 그 사람의 전신 지구력을 알 수 있다.

느리게 나이 드는 비결 근육에 투자하라

여기에 더해 로잉의 동작으로 팔, 체간, 다리 등 전신의 70% 근육이 동원되어 그 기능이 상승하는 점에서 이상적인 레지스턴스 운동이라고도 할 수 있다.

로잉을 하는 중·고등학교 남학생을 대상으로 몸을 만드는 성분(신체조성)을 조사한 결과가 있다(히구치 미쓰루《로잉의 건강 스포츠과학》). 이에 따르면 근 단면적, 다리 신전력(고관절과 무릎관절의 신전으로 외부에 작용하는 힘), 체간 굴곡력(복근력)의 수치가 모두 운동 습관이 없는 사람의 수치를 상회한다.

그중에서도 대퇴부 근육(대퇴사두근, 봉공근, 내전근군, 햄스트링)의 근 단면적과 체간부 근육(복직근, 복사근, 대요근, 척주기립근 등)의 근 단면적이 한층 높아서, 운동 습관이 없는 사람에 비해 대퇴부는 전체에서 13%, 체간부는 전체에서 20% 상회한다.

또한 개별적으로 살펴보면 대퇴부에서는 봉공근 20%, 대퇴사두근 14%, 햄스트링 17%, 체간부에서는 대요근 64%, 복직근 27%, 척주기립근 14%를 상회하였다. 특히 체간부의 대요근과 복직근이 로잉으로 큰 영향을 받는다는 사실이 밝혀졌다.

다리 신전력과 체간 굴곡력을 보아도 로잉을 하는 사람이 운동 습관이 없는 사람에 비해 다리 신전력은 43%, 체간 굴곡력은 42%나 높은 수치를 보여주었다.

생활 습관병 예방에
좋은 로잉

로잉의 놀라운 효과는 골격근을 단련하는 것만이 아니다. 비만, 동맥 경화, 심근경색, 당뇨병과 같은 생활 습관병 예방에도 유효하다는 여러 연구 보고가 있다.

BMI(Body Mass Index: 체질량 지수), 체지방률, 복부 지방 면적 모두 비만도를 나타내는 지표인데, 로잉을 하는 사람은 운동 습관이 없는 사람에 비해 수치가 낮은 것으로 나타났다.

PWV(Pulse Wave Velocity: 맥파 전달 속도)는 전신의 동맥경화도를 측정하는 지표로, 나이가 들면서 상승하는데 이쪽도 역시 운동 습관이 없는 사람에 비해 낮다.

반면 심장의 두께, 무게, 기능(수축률)은 로잉을 하지 않는 사람에 비해 높다. 심장 벽이나 내벽이 두꺼워지면 심장에서 뿜어내는 혈액의 양이 증가하고, 심근경색 등 순환기계 질환의 예방으로도 이어진다.

주로 성인이 된 뒤 발병하는 당뇨병(2형 당뇨병)은 췌장에서 분비되는 인슐린의 기능이 떨어져 당이 처리되지 못하고 혈액에 대량으로 남아 만성적인 고혈당이 되는 것이 주요 증상이다. 식사 등으로 섭취한 당의 80%는 골격근에서 처리되기 때문에 로잉으로 골격근의 당 대사 기능을 높여준다면 당뇨병의 치료나 예방으로도 이어진다.

이렇게 보면 로잉은 몸의 체력을 키우는 최고의 운동인 셈이다.

몸 근육의 70%를
사용하는 운동

　로잉으로 전신의 약 70%의 근육을 동원하려면 공원 연못의 보트처럼 손으로만 젓는 것이 아니라, 보트 경기에서 흔히 보듯이 양다리의 신전과 굴신이 함께 이뤄지는 형태가 효과적이다.

　양다리가 신전한 자세(피니시) 때 척주기립근 등의 여러 등 근육이 동원되며, 양다리가 굴곡한 자세(리커버리) 때는 체간 굴곡근(복직근, 대요근)이 많이 동원된다.

　로잉은 이 동작을 반복함으로써 골격근에 강한 부하가 걸리며, 기능의 향상이 이뤄지는 것이다.

　그러나 일반적으로 노 젓기라고 하면 호수나 공원의 연못에서 고작 1~2번 정도 보트를 저어본 경험이 대부분일 것이다. 좌석이 앞뒤로 움직이는 경기용 보트를 저어볼 기회는 보트 관련 클럽이나 동호회 등에

로잉의 2가지 자세와 사용 근육

리커버리

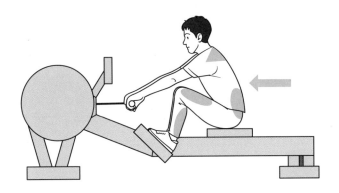

체간 굴곡근(복직근, 대요근)이 많이 동원된다

피니시

팔 근육의 파워: 10%

체간 근육의 파워: 50%

다리 근육의 파워: 40%

척주기립근 등의 여러 등 근육이 동원된다

▶ 히구치 미쓰루《로잉의 건강 스포츠과학》을 기초로 작성

들어가지 않는 한 쉽게 주어지지 않는다.

이보다 친숙한 것은 규모가 있는 피트니스센터나 스포츠 짐 등에 구비된 '로잉 머신'이다. 이 기구는 로잉 동작을 육상에서 재현해 보트 경기자의 노 젓는 힘을 측정하기 위해 개발되었다.

느리게 나이 드는 비결 근육에 투자하라

집에서 할 수 있는
튜빙 밴드를 이용한 로잉

로잉 머신을 이용할 수 있는 트레이닝을 받으면 좋지만, 여건이 되지 않는 사람이라도 낙담할 필요 없다. 이때는 저렴하게 구입할 수 있는 저항 밴드로 집의 좁은 공간에서도 로잉 트레이닝을 손쉽게 할 수 있다.

고무 밴드의 신축성을 이용해 부하를 가하는 '로잉판 밴드 트레이닝'이라고 할 수 있을 것이다. '튜빙 밴드', '스트레칭 밴드' 등의 이름으로 스포츠 숍이나 인터넷 등에서 구입 가능하다. 둥근 원 모양 제품이나 손잡이가 달린 타입도 있지만 한 줄 끈 타입도 상관없다. 체격이나 근력에 따라 자르거나 쥐는 방법을 달리해 길이를 자유로이 조절한다. 두께에 따라서도 강도가 다른데 몇 가지 선택지가 있다.

만약 트레이닝용 튜빙 밴드가 없다면 트럭이나 자전거에 짐을 고정하는 신축성 있는 고무 밴드로 대용해도 좋다.

◎ 튜빙 밴드를 이용한 로잉 방법 ◎

① 바닥에 앉아 무릎을 구부리고 양다
리를 모은다. 튜빙 밴드를 발등에서
바닥으로 이중으로 감거나 발바닥
에 건 뒤 팔꿈치를 펴서 튜빙 밴드
양 끝을 손바닥에 감아 꽉 잡는다.

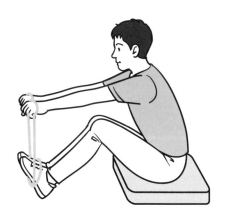

② '하나'의 구호에 양다리를 앞으로
쭉 펴고, 동시에 양 팔꿈치를 뒤로
당긴다.

하나

　　　　　　　　　느리게 나이 드는 비결 근육에 투자하라

③ '둘'의 구호에 힘을 빼고 양 팔꿈치가
   펴질 때까지 양팔을 앞으로 뻗는다.

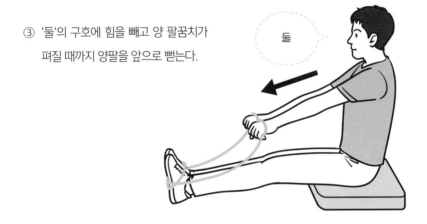

④ '셋'의 구호에 양 무릎을 배 쪽으로 잡
   아당기듯 양다리를 구부린다. ②~④
   의 동작을 반복한다

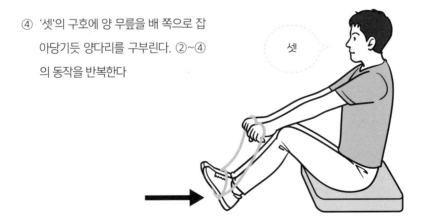

▶ 히구치 미쓰루《로잉의 건강 스포츠과학》을 기초로 작성

튜빙 밴드가 준비됐다면 방석을 반으로 접는 정도의 높이로 매트를 엉덩이 아래에 둔다. 이렇게 해야 동작이 편하고 밀리지 않아 엉덩이에 통증이 없다.

[튜빙 밴드를 이용한 로잉 방법]
① 바닥에 매트를 깔고 무릎을 구부려 세우고 앉는다. 양다리를 모으고 튜빙 밴드를 발등에서 바닥으로 이중으로 감거나, 발바닥에 건 뒤 팔꿈치를 펴서 튜빙 밴드 양 끝을 잡는다. 손바닥에 튜빙 밴드를 감아야 꽉 잡히고 풀리지 않는다.
② '하나'의 구호에 양다리를 앞으로 쭉 펴고, 동시에 양 팔꿈치를 뒤로 당긴다. 손으로 당기기보다 팔꿈치로 끄는 느낌으로 한다.
③ '둘'의 구호에 힘을 빼고 양 팔꿈치가 펴질 때까지 양팔을 앞으로 뻗는다.
④ '셋'의 구호에 양 무릎을 배 쪽으로 잡아당기듯 양다리를 구부린다. 엉덩이가 앞뒤로 움직이지 않도록 하고 복근으로 다리를 끌어당기면 복부에 부하가 효율적으로 걸린다(134~135페이지 그림 참조).

②~④에 이르는 동작의 흐름을 1분에 20회 정도 기준으로 5분간 계속하는 것을 1세트로 한다. 이것이 가능하면 다음엔 속도를 높여 중간에 휴식을 취하며 매일 2세트(10분간) 실시하는 것이 이상적이다.
이것과 같은 횟수로 실시한 실험에서도 복부 지방은 감소하고, 체간

느리게 나이 드는 비결 근육에 투자하라

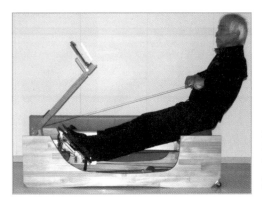

집에서 간편하게 할 수 있도록 개발된 가정용 로잉 머신. 당기는 힘의 강도를 조절할 수 있도록 설계되었으며 계기판을 통해 운동 정보를 확인할 수 있다.

부나 대퇴부의 근육량 증가가 확인되었으며, 걷기 동작에 중요하게 관여하는 근육도 단련되었다. 개인차는 있지만 3개월 정도 지속하면 효과가 느껴질 것이다.

그리고 무엇보다 로잉은 앉은 상태로 하므로 비만인 사람이라도 무릎에 부담이 적은 안전한 트레이닝이다.

집에서도 본격적인 로잉 트레이닝을 하고 싶은 사람이라면 가정용 로잉 머신이 있다. 비교적 소음이 적고 콤팩트해 설치가 부담스럽지 않다. 힘의 강도를 조절할 수 있고, 설치된 계기판에는 운동량과 시간, 소모 칼로리, 운동 거리 등이 표시되어 다양한 트레이닝 정보를 확인할 수 있다.

오래 운동을 지속하는 요령에서도 언급하였는데 이같이 트레이닝을 '시각화'하면 반성할 점과 수정할 점을 쉽게 파악할 수 있고 동기부여의 효과가 한층 커진다. 리드미컬한 전신운동으로 활력을 얻을 수 있다.

세계적으로 주목받는
4분 트레이닝

로잉 이외에 내가 주목하는 것은 유산소 운동의 전신 지구력을 높이는 효과와 무산소 운동의 능력을 합친, 대단히 효율이 좋은 트레이닝이다.

이것은 리쓰메이칸대학의 다바타 이즈미 교수(운동생리학)가 1996년 미국의 스포츠의학회지에 발표한 '다바타 프로토콜(다바타식 트레이닝)'이라 불리는 것이다. 해외에도 많이 알려져 이미 피트니스센터에서 널리 실시하고 있다.

특징은 '전력 운동 20초+휴식 10초'를 1세트로 하고, 8세트 반복한다. 시간으로 하면 불과 4분을 하루 1회 실시하는 것이다. 트레이닝을 장시간 하지 않으면 효과가 없다는 지금까지의 상식을 뒤집는다.

전력 운동이라고 하지만 특별한 규정이 없다. 예를 들면 덤벨이나 물

느리게 나이 드는 비결 근육에 투자하라

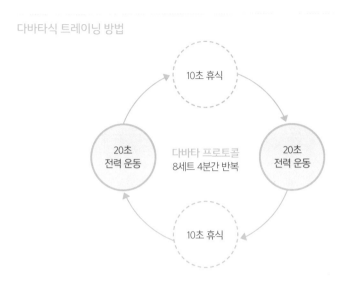

다바타식 트레이닝 방법

10초 휴식

20초
전력 운동

다바타 프로토콜
8세트 4분간 반복

20초
전력 운동

10초 휴식

을 채운 페트병을 양손에 들고 스쿼트하기, 제자리에서 크게 손을 흔들며 무릎을 높이 올리는 제자리걸음, 윗몸일으키기, 팔굽혀펴기 등 가능한 동작을 선택한다. 8세트 동일한 운동을 반복해도 되고, 1세트마다 바꿔도 상관없다.

다만 포인트가 2가지 있다. 하나는 '전력 운동 20초＋휴식 10초'라는 시간을 정확하게 지켜야 한다는 것이다. 스마트폰의 스톱워치 기능 등을 이용해 시간을 재도 좋다.

또 한 가지는 기진맥진한 상태가 되는가 하는 점이다. 실제로 해보면 의외로 빡빡하고 심장박동수도 상당히 상승한다. 만약 그렇지 않다면 효과가 없다.

4분을 완수하기 위해 익숙해지기까지 운동 강도를 살짝 낮춰보는 것도 좋다. 다만 자칫하면 근육이 손상될 수 있으므로 운동 전에는 가벼운 스트레칭으로 몸을 풀어주는 것을 잊지 말자.

이를 매일 실천하는 것은 몸에 부담이 될 수 있으므로 주 2~3회 정도로 시작한다.

느리게 나이 드는 비결 근육에 투자하라

걷기만 잘해도
병이 낫는다

워킹은 전신 지구력을 높여주는 유산소 운동의 정석이다. 인간의 특권이며, 가장 기본적인 이동 방법인 '걷기'를 이용한 트레이닝을 선택지의 하나로 넣을 수 있다.

그런데 소박한 의문이 하나 있다. 우리는 어떻게 오랜 시간 걷기가 가능할까.

추를 실에 연결해 고정된 지점에서 팽팽히 잡아당겼다 놓으면 왕복운동을 반복한다. 이 '진자 운동'은 공기저항이나 마찰 에너지 등이 없으면 영구히 계속된다.

우리가 걷기를 할 때 이 운동이 양다리 교대로 이루어진다.

다리를 뒤에서 들어 올리면 위치에너지(높이)가 생기고, 이것이 운동에너지(속도)로 변환되어 다리가 앞으로 뻗어 나가는 형태가 되므로 에

걸을 때 사용하는 근육

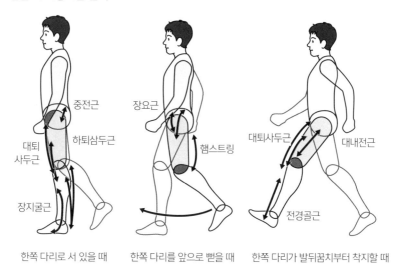

한쪽 다리로 서 있을 때   한쪽 다리를 앞으로 뻗을 때   한쪽 다리가 발뒤꿈치부터 착지할 때

무라오카 이사오 감수《운동·몸 도해 / 근육·관절·뼈의 움직임과 구조》를 기초로 작성

너지의 소비량을 적게 줄이면서 오래 계속 걸을 수 있는 것이다.

워킹 중에는 항중력근 덕분에 직립 자세를 유지하는 가운데 위 그림과 같이 하반신과 체간의 여러 근육이 움직인다.

걸을 때 사용하는 골격근은 나이를 먹으면서 사용하지 않으면 점점 기능이 저하된다. 이렇게 되면 걷는 속도가 급격히 늦어지고, 보폭도 좁아지며, 보행 능력에 악영향을 미쳐 급기야 자립적인 생활마저 쉽지 않다.

워킹에서는 속근섬유보다 지근섬유를 주로 사용하기 때문에 근력 운동과 같은 근력 강화 효과를 기대하기는 어렵다.

하지만 유산소 운동은 전신 지구력을 높이는 외에도 내장 지방 감소, 고혈당, 이상지질혈증, 고혈압 개선, 스트레스 해소(심리적 안정)와 같은 효과까지 충분히 기대할 수 있으므로 워킹을 추천할 이유는 충분하다.

안전하게
즐길 수 있는 워킹

워킹 인구가 많은 것은 일상생활에서 손쉽게 할 수 있고 특별한 도구나 기술을 필요로 하지 않으며 연령과 관계없이 바로 실행할 수 있기 때문이다. 또한 운동량이나 운동 강도를 스스로 조절할 수 있다는 점도 큰 장점이다.

일이 바빠 평일에 따로 워킹할 시간을 내기 힘든 사람이라도 방법이 있다.

엘리베이터나 에스컬레이터를 이용하지 않고 가능하면 계단 걷기, 가까운 거리의 외출은 교통수단을 이용하지 않기, 집에서 가장 가까운 역까지 일부러 멀리 돌아서 걷기, 집이나 회사의 인근 역보다 한 정거장 먼저 내려서 걷기 등 매일 조금이라도 걸음 수를 늘릴 수 있는 방도를 찾는다.

'자, 지금부터 워킹 시작!' 하고 결심 끝에 나서는 것이 아니라 이렇게 출근길에 조금씩 시간을 늘리는 식으로 '보행을 일상화'한다면 분명 트레이닝 명목의 워킹과 같은 효과가 있다.

한편 '하루 1만 보를 걷지 않으면 효과가 없다'는 말을 자주 듣는데, 그 이유는 무엇일까?

2013년 후생노동성에서 발표한 「건강을 위한 신체 활동 기준」에 따르면 생활 습관병을 예방하는 데 효과가 있는 신체 활동량을 걸음 수로 환산하였더니 하루에 8000~1만 보가 된다고 하였는데 이것이 근거인 듯하다.

다만 한창 업무에 쫓기는 일반 사람들이 매일 이 걸음 수를 실행하는 것이 현실적이지 않으며, 1만 보를 걷는 것 자체가 솔직히 꽤 무리인 면이 있다. 1만 보를 욕심내다 자칫 오버 트레이닝을 하면, 무릎이나 허리에 무리가 갈 수 있으므로 어디까지나 하나의 기준으로 생각하는 것이 좋겠다.

무릎 통증을 호소하며 정형외과에서 진찰받은 남성을 문진한 적이 있는데 매일 2만 보 가까이 걸었다는 말을 듣고 매우 놀랐다. 무조건 걸음 수가 많은 것이 좋은 것은 아니다.

워킹은 한 번에 몰아서 해야 효과가 있는 것은 아니다. 조금씩 나누어서 해도 상관없다. 매일 출근길에 방법을 찾아 가능하면 걸음 수를 더 늘리고, 조금 부족하다 싶으면 주말에 여유 있는 시간을 이용해 주 단위로 목표한 걸음 수를 보충해 달성하는 방법도 좋다.

더운 여름철에는 워킹 중에 수분 보급을 절대 잊어서는 안 되며, 겨울철에는 방한 대책에 만전을 기해야 한다. 움직이기 편한 복장, 잘 맞는 신발을 착용하고 우선은 언덕이 적고 걷기 편한 코스에서부터 시작해보자.

러닝의 단점을
보완한 슬로 조깅

자신만의 페이스로 천천히 달리는 '조깅'이나 대회에서 최고 속도로 빨리 뛰는 '러닝'은 워킹과 더불어 많은 사람들이 즐기는 유산소 운동이다.

그러나 지금까지 운동에 소홀했던 사람이나 잘 뛰지 못하는 사람에게 갑자기 조깅, 심지어 러닝은 아주 힘들게 느껴진다.

이런 경우에 추천하는 것이 슬로 조깅이다.

방법은 간단하다. 몸을 똑바로 하고 까치발 서기를 한다. 제자리에서 가볍게 제자리걸음을 한 뒤 그대로 보폭 20~30cm로 전진하기, 이것뿐이다(148페이지 그림).

조깅은 발뒤꿈치부터 착지하지만 슬로 조깅은 발끝부터 착지하는 것이 포인트이며, 이 때문에 다리 관절이나 허리에 부담이 경감된다.

슬로 조깅 방법

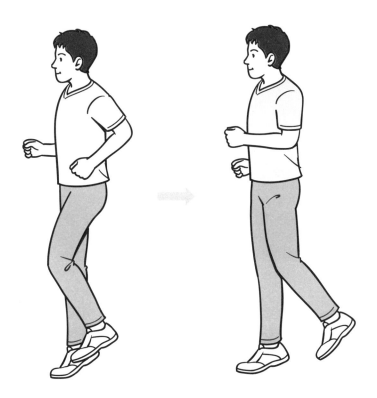

까치발을 하고 똑바로 선 뒤 그 자리에서 제자리걸음을 한다.

그 상태로 20~30cm의 보폭으로 전진, 발바닥의 발가락 밑부분부터 착지한다.

＊ 다나카 히로아키《슬로 조깅 입문》을 기초로 작성

느리게 나이 드는 비결 근육에 투자하라

팔을 크게 휘두를 필요는 없으며, 걷는 속도와 거의 다르지 않게 가장 편안한 페이스를 유지한다. 이 상태라면 오래 유지할 수 있을 것이다.

약 1시간, 4~5km 거리를 같은 페이스로 슬로 조깅을 하면 워킹에 비해 1.6배의 에너지를 소비할 수 있다.

또한 처음엔 50m씩 워킹과 슬로 조깅을 번갈아 하는 방식으로, 같은 페이스를 유지하지 않더라도 워킹만 할 때보다 약 1.5배의 에너지를 소비할 수 있으므로 다이어트에도 도움이 된다.

슬로 조깅도 워킹과 마찬가지로 직립 자세 유지에 역할을 하는 항중력근뿐 아니라 허리에서 다리에 걸친 여러 근육군이 단련된다.

물론 슬로 조깅도 안전하게 즐기기 위한 배려가 필수이다. 1회 거리는 4~5km 이내로 조정하고, 체력에 맞는 페이스를 유지한다. 식사 직후나 공복 시는 피하며, 수분 보급을 충분히 한다. 무릎에 가해지는 충격을 줄이기 위해 쿠션 기능이 좋은 신발을 착용한다.

온몸 근육을
단련하는 수영

수영을 일상적으로 하는 사람도 많다.

특히 자유형은 팔 젓기(스트로크)를 할 때 상반신의 상완삼두근과 광배근을, 다리 차기(킥)에서는 대퇴사두근, 장요근, 대전근과 같은 하반신 근육을 사용하며, 전신의 골격근을 단련하는 유산소 운동이다(151페이지 그림).

수영의 최대 특징은 부력(뜨는 힘), 저항(운동을 방해하도록 작용하는 힘), 수압(물의 무게로 인한 압력), 열전도율(공기의 약 23배에 달하는 빠른 열전달)과 같은 물의 물리적 성질의 영향을 강하게 받아 육상 트레이닝에서 얻기 힘든 효과가 발생한다.

부력이 있으면 몸을 지탱하는 힘이 줄어들기 때문에 전신의 관절에 가는 부담이 적고, 관절의 가동역이 넓어 몸을 보다 크게 움직일 수

수영할 때 사용하는 근육(자유형의 경우)

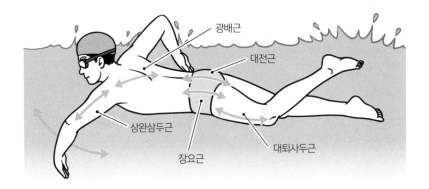

광배근

대전근

상완삼두근

장요근

대퇴사두근

▶ 무라오카 이사오 감수 《운동·몸 도해 / 근육 · 관절 · 뼈의 움직임과 구조》를 기초로 작성

있다.

물의 저항이나 수압을 이용하면 레지스턴스 운동의 효과를 기대할 수 있으며, 물속에서 호흡을 하면 호흡기계 근육의 움직임이 활발해진다. 전신이 열전도율이 높은 물속에 있으면서 체온 조절 기능이 자극을 받는다.

수영을
안전하게 즐기려면

물에서는 부력으로 허리와 다리의 부담이 줄어들므로 수영을 할 때 자칫 무리하기 쉽다.

그렇다면 어느 정도의 강도로 하는 것이 안전할까.

우선 그 한 가지로 심박수(1분간 심장이 박동하는 횟수, 맥박)를 측정해 자신에게 맞는 강도에서 오버하는지 확인하는 방법이 있다.

병원에서 간호사가 맥을 짚을 때처럼 손바닥을 위로 향하고 그 손목의 엄지손가락 쪽에 다른 쪽 손의 검지·중지·약지를 붙여서 대고 시계를 보면서 1분간 세면 심박수를 알 수 있다(20초를 세서 이를 3배 하는 방법도 있다).

최근에는 손목에 차는 다양한 웨어러블 기기가 출시되어 심박수는 물론 다양한 생체 데이터를 측정할 수 있다.

느리게 나이 드는 비결 근육에 투자하라

자신에게 맞는 운동 강도(목표 심박수)는 다음의 계산식으로 간단하게 산출할 수 있다.

운동 강도 = 목표 심박수 = 최대 심박수 × 목표 운동 강도의 비율

최대 심박수는 가장 빠르게 뛸 때의 심장박동수로, 성인의 경우는 기준치로 '220-현재 나이'의 공식으로 구할 수 있다.

목표 운동 강도의 비율은 전력으로 실시했을 때의 강도를 100%(최대 노력)라 했을 때, 어느 정도의 강도로 할 것인지 스스로 결정한다. 운동 강도가 100%의 전력이 아니라도 중간치인 50~60%부터 체력 증진을 위한 80% 정도에서도 안전하게 효과를 낼 수 있으므로 무리할 필요가 없다.

어느 정도가 50%고, 어느 정도가 80%의 강도인지는 물론 개인차가 있으므로 100% 때의 감각에 비교해서 '얼추 이 정도의 페이스가 아닐까' 하고 가늠하는 수밖에 없다.

예를 들면 당신이 50세의 성인 남성이라고 한다면 최대 심박수는 170(220-50)이다. 또한 전력이 아니라 80%의 강도로 수영을 했을 때 계산상 최대 심박수는

$$170 \times 0.8 = 136$$

이 된다. 따라서 당신의 체력 향상을 위해 수영하는 강도를 심박수로 표시한다면 '136회/분'이 된다.

따라서 전력의 80% 정도가 아닐까 하는 힘으로 수영을 해본 뒤 심박수를 측정해 '136회/분'에 가깝다면 본인이 목표한 페이스로 안전하게 수영을 한 것이 된다.

운동 강도와 심박수의 관계는 다음 페이지의 표로 알 수 있다. 운동 강도에 대한 느낌을 '힘들다~상당히 힘들다', '약간 힘들다', '쉽다'의 3가지로 나누어 연령별로 분당 심박수 기준을 나타낸 것이다. 강도가 자칫 과해지지 않도록 반드시 표를 활용하자.

한편 생활 습관병을 진단받은 사람이라면 '힘들다~상당히 힘들다'의 강도로 운동하는 것은 절대 피한다. 매우 위험하다.

이 방법은 다른 트레이닝에서도 활용할 수 있지만 특히 수영의 경우는 수중에서의 심박수가 육상보다 살짝 떨어지므로 계산한 수치보다 10~15회 적게 운동 강도를 조정한다.

심박수를 측정하는 것이 번거롭다면 시간을 기준으로 하는 방법도 있다. 수영을 막 시작한 사람은 주 3회, 1회당 5~10분부터 시작해 서서히 시간을 늘려가는 것이 안전하다.

수중에서는 최고혈압이 상승하므로 당일 몸 상태가 좋지 않다면 절대 무리하지 말고 중지한다.

느리게 나이 드는 비결 근육에 투자하라

운동 강도와 심박수의 관계

강도의 느낌	1분당 심박수 기준(회/분)				
	60대	50대	40대	30대	20대
힘들다~상당히 힘들다	135	145	150	165	170
약간 힘들다	125	135	140	145	150
쉽다	120	125	130	135	135

▶ 《건강을 위한 신체 활동 지침 2013(후생노동성)》을 기초로 작성

수영이 힘들다면
수중 워킹

    수영이 어렵고 긴 거리를 헤엄치기 힘든 사람, 다리나 무릎에 통증이 있는 사람, 병을 앓은 후라 다리 근력이 떨어져 육상에서 보행이 힘든 사람들에게 좋은 운동이 수중 워킹(수중 보행)이다.

    물속에서 워킹을 하면 수영과 똑같이 물의 물리적 특성의 영향을 강하게 받아 효과를 기대할 수 있는 이점이 있다. 깊이가 가슴까지 되는 곳에서는 부력으로 인해 체중이 육상의 약 30%, 목까지 잠기면 약 10%, 체중의 약 1/10까지 경감된다고 한다. 그리고 하반신 관절에 가해지는 부담도 훨씬 덜하다.

    육상에서 5~10분 정도 준비운동을 하고, 수영장에 입수해 10분 정도 몸이 수온에 적응하도록 한 뒤 수중 워킹을 시작한다.

    처음엔 육상에서 걷는 것과 마찬가지로 등을 펴고, 양팔을 힘차게 앞뒤로 흔들며, 발 전체로 바닥을 정확하게 밟아가며 천천히 걷는다. 밸런스가 무너지지 않도록 주의하며 15~20분, 100m를 목표로 한다.

걷기에 익숙해지면 앞으로 기울인 자세로 육상에서보다 넓적다리를 높이 들고, 무릎은 크게 굽혀 물을 헤치듯 몸을 앞으로 쭉 밀면서 성큼성큼 보폭을 크게 하여 나간다.

팔은 팔꿈치를 가볍게 굽혀 앞뒤로 흔들거나, 몸 앞에서 양손으로 물을 가르는 동작을 한다. 이와는 반대로 양손을 좌우로 펴서 물을 앞으로 밀어내는 동작을 하면 운동 강도가 한층 높아진다.

수중에서는 수압으로 발생하는 저항을 거슬러서 몸을 움직이는 것이므로 육상에서 워킹할 때 움직이는 동일한 근육이 한층 효율적으로 단련된다.

물론 회원이 함께 같은 프로그램으로 운동하는 수영 교실이 아니므로 어느 정도의 시간, 거리를 걸어야 좋은지는 개인마다 다르다.

심박수를 측정해 자신의 페이스가 적정한지 확인하는 방법이 있다. 다만 조금이라도 힘들게 느껴진다면 무리하지 말고 페이스를 늦추도록 한다.

의자를 이용한 효과적인
근력 운동 6가지

그러면 다음으로 레지스턴스 운동(레지스턴스 트레이닝), 말하자면 근력 운동을 알아보자.

말 그대로 근육 자체에 부하(레지스턴스)를 걸어 근력과 근육량을 증강하는 것이 목적인 트레이닝이므로 유산소 운동보다 직접적인 효과를 기대할 수 있다. 가능하면 유산소 운동을 함께 병행하는 것이 이상적이다.

근력 운동에서는 근육이나 관절에 적정 수준 이상으로 과도하게 부하를 걸어서 통증 등의 장애가 발생하지 않도록 주의해야 한다.

근력 운동 중에는 특히 혈압이 상승하기 쉬우므로 고혈압 위험군은 피하도록 하자. 그렇지 않은 사람이라도 혈압 상승을 최대한 억제하려면 숨을 멈추지 않는다(숨을 참고 힘을 주지 않는다). 또한 부하를 약하게 가하는 방법 선택하기, 심장의 위치를 가급적 높이 하기 위해 눕기보다 서거나 앉는 등 상반신을 일으킨 자세로 실시하는 등의 방법을 염두에 두자.

근력 운동에는

① 자신의 체중 일부를 이용해 근육에 부하를 가하는 방법(스쿼트, 윗몸일으키기, 팔굽혀펴기 등의 자기 체중 운동)

② 덤벨이나 바벨 등의 기구를 이용하는 방법(프리 웨이트 운동)

③ 전문 트레이너의 지도 아래 트레이닝 기구를 이용하는 방법

과 같은 종류가 있는데 ②와 ③은 필요한 기구를 구입하거나 피트니스 센터를 이용해야 하며, 누구나 손쉽게 하기가 어렵다.

역시 근력 운동을 오래 지속하려면 집에서도, 경우에 따라서는 사무실에서도 간편하게 할 수 있는 것이 큰 조건이다.

다음에 상반신에 비해 퇴화가 빠른 체간과 하반신 근육을 단련하는 근력 운동 추천 메뉴 6가지를 소개한다. 모두 의자에 앉거나 잡고 할 수 있어 자세가 안정적이며, 효과가 매우 뛰어나다.

① 의자 잡고 스쿼트
(강화 근육＝넓적다리 전·후부, 체간, 엉덩이)

스쿼트는 무릎을 굽혔다 펴면서 허리 주위의 대요근, 엉덩이 대전근, 넓적다리 앞쪽의 대퇴사두근과 뒤쪽의 햄스트링을 강화하는 근력 운동이다. 무릎부터 그 위의 체중으로 이들 근육에 부하를 가해 단련하는 원리이다. 스쿼트는 자세가 바르지 않으면 자칫 무릎에 손상을 가할 우려가 있고, 익숙하지 않은 상태에서는 몸이 비틀거리기 쉽다. 그렇기 때문에 의자 등받이나 테이블 끝을 양손으로 잡고 천천히 안정된 자세로 실시할 것을 권한다. 포인트는 다음 3가지로, 방법을 정확히 지키지 않으면 올바른 효과를 기대하기 어렵다.

① 의자 등받이나 테이블 끝을 양손으로 잡고 등이 굽지 않도록 가슴을 펴고 시선은 앞을 향한다.

② 엉덩이를 뒤로 빼고(골반이 앞으로 기울어지게 하여) 의자에 앉는 느낌으로 천천히 무릎을 구부린다. 각도는 허벅지와 바닥이 평행이 되는 90도 정도가 이상적이다.

③ 굽힌 무릎이 발끝보다 앞으로 나가지 않도록 주의한다. 무릎이 가급적 앞뒤로 흔들리지 않도록 한다.

무릎을 많이 굽힐수록 근육에 걸리는 부하가 강하지만 너무 깊이 내려앉으면 자칫 무릎을 손상시킬 수 있다.

처음 시작할 때는 하루 10회 1세트를 거르지 않도록 하고, 하루에 실시하는 횟수나 1세트의 개수를 무리하지 말고 서서히 늘려간다.

느리게 나이 드는 비결 근육에 투자하라

의자 잡고 스쿼트 방법

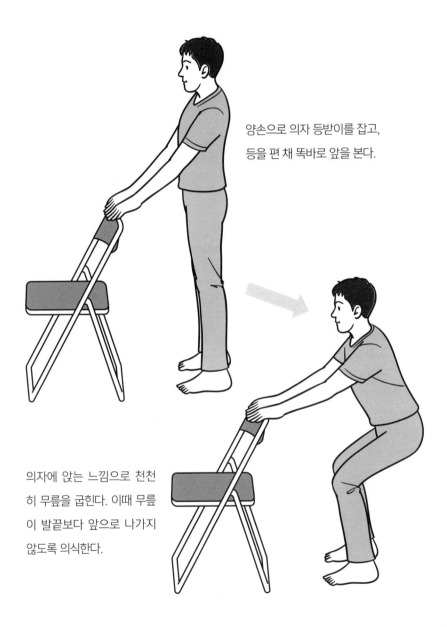

양손으로 의자 등받이를 잡고,
등을 편 채 똑바로 앞을 본다.

의자에 앉는 느낌으로 천천
히 무릎을 굽힌다. 이때 무릎
이 발끝보다 앞으로 나가지
않도록 의식한다.

② 넓적다리 올리기
(강화 근육＝복부, 체간)

의자에 앉아 넓적다리를 올리는 근력 운동이다. 복근을 비롯해 대요근, 대퇴직근을 강화한다. 각 근육에 부하가 걸리는 느낌을 의식하며 천천히 실시한다.

효과적인 방법의 포인트는 다음 3가지이다.

① 의자에 깊이 앉아 양손으로 의자 좌판 양 끝을 꽉 잡고 몸이 흔들리지 않도록 한다.

② 배 근육과 앞 넓적다리의 근육 부분을 의식하여 심호흡을 하면서 한쪽 넓적다리를 가급적 천천히 들어 올린다. 무릎을 최대한 가슴 가까이까지 올린다.

③ 들어 올린 넓적다리를 천천히 내리고, 반대편 넓적다리를 똑같은 요령으로 올린다.

1세트의 횟수는 좌우 넓적다리를 총 10~20회씩 하루 2~3세트 실시한다.

이 방법에 익숙해지면 양다리 넓적다리를 함께 천천히 들어 올리는 업그레이드 버전도 있다. 효과가 더 크지만 힘들게 느껴지면 절대 무리하지 않는다.

느리게 나이 드는 비결 근육에 투자하라

넓적다리 올리기 방법

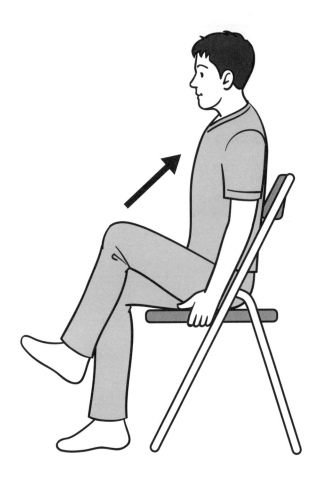

배와 넓적다리 앞쪽의 근육을 의식하며 심호흡을 하면서 한쪽 넓적다리를 천천히 들어 올린다. 무릎을 최대한 가슴 가까이 붙인다.

❸ 무릎 누르기
(강화 근육=체간 근육)

의자에 앉아 발끝을 들어 무릎을 올리고, 이것을 양손으로 위에서 누르는 근력 운동이다. 복직근, 장요근, 대퇴직근을 강화한다.

① 의자에 깊이 앉아 등을 편다. 발바닥은 바닥에 붙인다.

② 양손을 포개 한쪽 무릎 위에 얹는다.

③ 발끝을 바닥에 붙인 채 무릎을 천천히 올리는 동시에 포갠 양손으로 무릎을 아래로 눌러 5~10초 유지한다. 이 동작을 한쪽 10회 1세트로 하루 2~3세트 실시한다.

느리게 나이 드는 비결 근육에 투자하라

무릎 누르기 방법

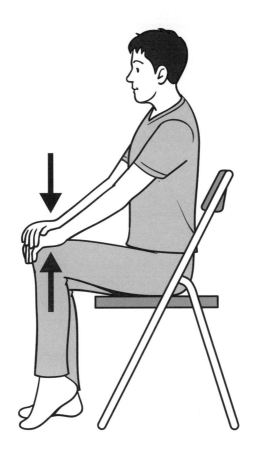

무릎을 천천히 올리는 동작과 그 무릎 위에
포개 올려놓은 양손을 아래로 눌러주는 동
작을 동시에 한다.

④ 무릎관절 펴기
(강화 근육＝넓적다리 앞부분)

의자에 앉아 발끝이 천장을 향하도록 무릎관절을 펴고 그대로 5초간
유지하는 근력 운동이다. 넓적다리 앞부분의 근육(대퇴사두근)을 강화
한다.

① 의자에 깊이 앉아 등을 펴고 양손으로 의자 좌판을 잡는다.

② 한쪽 다리의 무릎관절을 펴고 발끝이 천장을 향하도록(발목이 90도가 되
　도록 한다) 다리 전체를 천천히 들어 올린다. 복근과 넓적다리 앞부분의
　근육에 힘이 들어가는 것을 의식하면서 바닥과 평행한 상태를 5초간 유
　지한다.

③ 무릎관절을 굽혀 천천히 다리를 내리고, 반대쪽 다리를 같은 요령으로
　반복한다.

　한쪽 다리 10회씩 1세트로 하루 2~3세트를 실시하고, 횟수를 서서
히 늘려간다. 이 근력 운동을 하면 오래 앉아 있는 데서 발생하는 혈
행 악화도 예방할 수 있다. 회의 등으로 장시간 앉아 있어야 할 때는
20~30분에 한 번, 적어도 1시간에 한 번은 1세트를 해주도록 하자(97페
이지). 만약 다리를 바닥과 평행하게 올리는 것이 힘들면 의자에 얕게
앉아 발목을 90도로 유지한 채 다리를 펴서 바닥에서 10cm 정도의 높
이에서 5초간 유지하는 방법도 있다.

느리게 나이 드는 비결 근육에 투자하라

무릎관절 펴기 방법

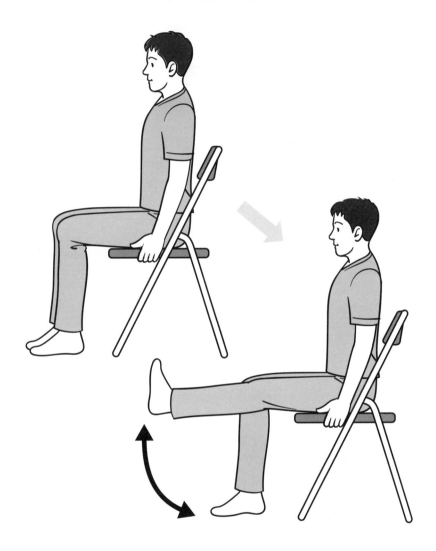

양손으로 의자 좌판을 잡고, 한쪽 다리 무릎관절을 펴서 발끝이 천장을 향하도록(발목이 90도 상태) 천천히 들어 올리고 5초간 유지한다.

⑤ 발뒤꿈치 뒤로 들어 올리기
(강화 근육=넓적다리 뒤쪽)

의자 등받이를 잡고 선 채 발뒤꿈치를 뒤로 들어 올리는 근력 운동이
다. 넓적다리 뒤쪽의 근육(햄스트링)을 강화한다.

① 양손으로 의자 등받이를 잡고 서서 복근을 의식하면서 등을 편다.

② 넓적다리 뒤쪽의 근육에 힘이 들어가는 것을 의식하면서 무릎을 굽혀 한
  쪽 발뒤꿈치를 뒤로 올린다.

③ 발뒤꿈치를 천천히 내린 뒤 다른 한쪽 발뒤꿈치를 들어 올린다. 각 다리
  5~10회씩을 1세트로 해서 하루 2~3세트 실시한다.

느리게 나이 드는 비결 근육에 투자하라

발뒤꿈치 뒤로 들어 올리기 방법

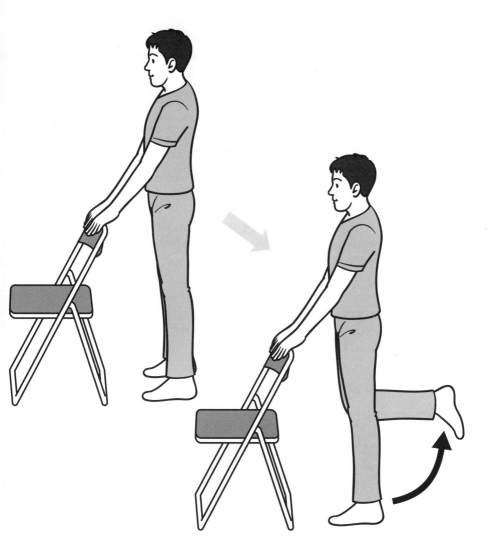

의자 등받이를 양손으로 잡고 서서, 넓적다리 뒤쪽 근육에 힘이 들어가는 것을 의식하면서 발뒤꿈치를 뒤로 올린다.

⑥ 발끝·발뒤꿈치 들기
(강화 근육=장딴지와 정강이)

의자에 앉은 채 발바닥을 바닥에 붙이고 발끝, 발뒤꿈치를 차례로 올리는 근력 운동이다. 장딴지와 정강이 근육(비복근, 가자미근)을 강화한다.

① 의자에 등을 펴고 앉아 양발을 바닥에 붙인다.

② <발끝 들기> 발뒤꿈치는 바닥에 붙인 채 발끝만 양발 동시에 바닥에서 들어 올린다. 이때 장딴지와 정강이 근육이 움직이는 것을 의식한다. 10~30회를 1세트로 해서, 의자에 앉아 있을 때 기회가 되는 대로 많이 실시한다.

③ <발뒤꿈치 들기> 발끝은 바닥에 붙인 채 발뒤꿈치만 양발 동시에 바닥에서 들어 올린다. 이때 장딴지 근육이 움직이는 것을 의식한다. 10~30회를 1세트로 해서, 의자에 앉아 있을 때 기회가 되는 대로 많이 실시한다.

의자를 이용한 근력 운동은 강화하고 싶은 근육에 따라 한 가지만 실시해도 되고 몇 가지를 함께 실시해도 좋다.

포인트는 적당한 빈도(주에 3~5회)로 꾸준히 실시하는 것이며, 1세트의 횟수나 매일 실시하는 세트의 수를 무리하지 않고 늘려가면 반드시 효과가 있다. 가급적 길게, 끈기 있게 계속한다.

발끝 · 발뒤꿈치 들기 방법

양다리의 발뒤꿈치는 바닥
에 붙이고 장딴지와 정강
이 근육을 의식해 발끝만
들어 올린다.

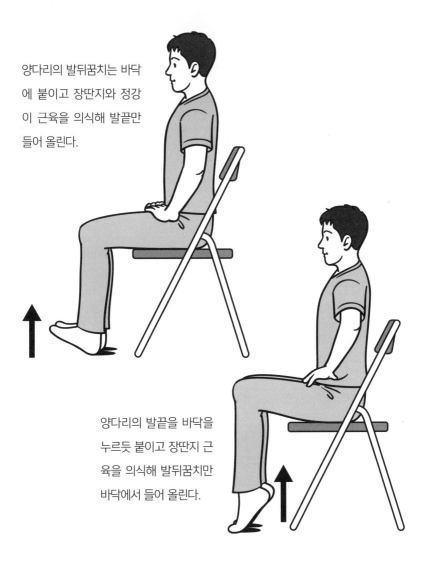

양다리의 발끝을 바닥을
누르듯 붙이고 장딴지 근
육을 의식해 발뒤꿈치만
바닥에서 들어 올린다.

유연성을
높이고 싶다면 스트레칭

2장에서도 언급했듯 몸의 유연성은 체력과 관계가 깊다.

몸의 유연성이 좋으면 생활 습관병의 발병을 줄일 수 있는가에 관해서는 사실 관련된 에비던스(과학적 근거)가 현재 충분하지 않다.

그러나 근육이나 힘줄을 일정 시간 의도적으로 천천히 늘리는 스트레칭을 하면 칼로리가 소비되어 근육의 온도가 높아지고 관절의 가동역이 넓어지며, 부교감신경이 활발해져서 근육이 진정되는 효과가 있음은 분명하다.

운동 전 워밍업이나 운동 후 쿨링 다운에 스트레칭을 하는 것은 이런 이유 때문이다.

안전하게 실시하기 위한 포인트는 다음 5가지이다.

느리게 나이 드는 비결 근육에 투자하라

① 늘리고 싶은 근육을 의식해 안정된 자세로 실시한다. 하반신을 주로 하되, 가능하면 상반신 근육도 균형 있게 잘 펴준다.

② 반동을 주지 말고 천천히 한다.

③ 강한 통증을 느끼기 직전까지 몸을 펴주었다면 그 상태를 일정 시간 유지한다. 그렇지 않으면 효과가 없다. 10초 정도부터 시작해 적어도 30초 이상 늘려주는 것이 바람직하다.

④ 숨을 멈추지 말고 자연스럽게 호흡을 이어가면서 릴랙스 상태로 실행한다.

⑤ 우선은 단순한 동작부터 시작한다. 누군가와 유연성을 경쟁하려고 무리하기 쉬우나, 항상 자신의 페이스를 유지한다.

특히 하반신과 체간을 강화하는 데 효율적인 스트레칭을 소개한다 (다음 페이지의 그림).

근력 운동이나 스트레칭은 목표하는 근육과 강도에 따라 방법이 매우 다양하다. 이 책에서 모두 소개할 수 없으므로, 특별히 하반신과 체간 근육을 중심으로 매일 실행하면 좋을 동작으로만 선별해보았다.

계속 반복하는 말이지만 근력 운동이든 스트레칭이든 시도해보고 너무 힘들게 느껴지면 무리가 안 되는 레벨로 내려서 실시한다. 무너진 체력을 단시간에 회복하겠다고 수단과 방법을 가리지 않는 것은 과욕이며 절대 금물이다.

'게으름뱅이' 근육을 갑자기 '능력자'로 바꾼다는 건 어불성설이다.

하반신과 체간 스트레칭

넓적다리 뒤쪽

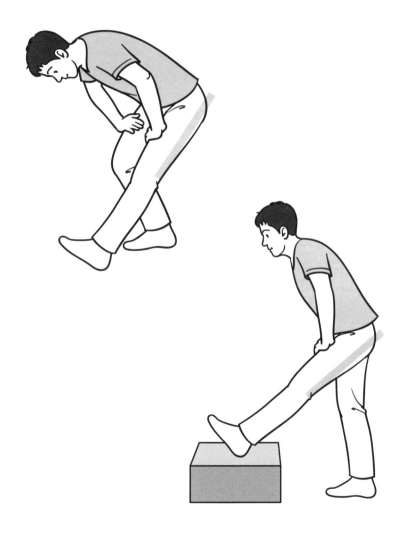

느리게 나이 드는 비결 근육에 투자하라

장딴지

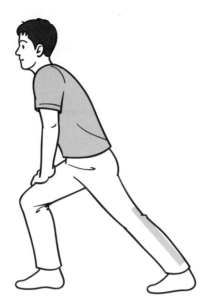

넓적다리 뒤쪽·장딴지

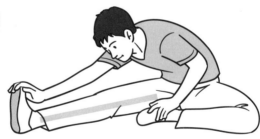

넓적다리 뒤쪽·엉덩이·허리

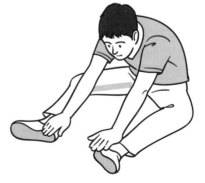

▶《건강 운동 지도사 양성 강습회 텍스트(하)》를 기초로 작성

그러나 유산소 운동이든, 근력 운동이든, 스트레칭이든 매일 무리하지 않고 지속한다면(이것이 핵심!) 반드시 원하던 대로 멋지게 변신하게 된다.

분명히 결과는 있다.

느리게 나이 드는 비결 근육에 투자하라

6장

근육에 좋은 음식,
효율적으로 먹기

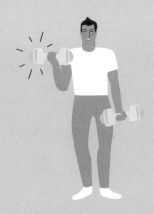

근육에 필요한
영양소의 주요 기능

체력을 키우기 위해서는 지금까지 다뤄온 유산소 운동과 근력 운동으로 근육을 강화하는 것만이 아니라 필요한 영양을 식사를 통해 충분히 섭취하는 것이 중요하며, 이것은 말하자면 자동차의 '두 바퀴'와도 같다.

생물이 외부로부터 섭취해 식품 성분으로 소비하는 물질 중

- 몸을 움직이는 에너지를 공급한다
- 몸을 만들고 성장·발달·생명 유지에 필요하다
- 부족하면 생화학적 또는 생리학적으로 곤란한 변화가 일어나는 원인이 된다

영양소	주요 기능	많이 함유된 식품
단백질	근육과 혈액 등 몸 조직과 세포를 만든다, 몸 상태를 조절한다	고기, 생선, 달걀, 대두 제품 등
당질 (탄수화물)	근육 등 몸을 움직이는 에너지원이 된다	밥, 빵, 면류, 감자, 설탕 등
지질 (지방)	근육 등 몸을 움직이는 에너지원이 된다	소고기·돼지고기의 지방, 유제품, 버터 등의 유지류, 콩류, 식물유 등
비타민	대사와 생리 기능을 조절한다	녹황색 채소, 과일, 간 등
미네랄	근육, 뼈, 치아 등 몸의 조직을 만든다, 대사를 조절해 몸의 기능을 유지한다	[칼슘] 우유·유제품, 잔생선, 대두 제품, 해조류, 녹황색 채소 [칼륨] 과일, 채소, 감자, 콩류, 건어물 [철] 해조류, 패류, 간, 녹황색 채소 [마그네슘] 콩류, 견과류, 해조류, 어패류 [인] 어패류, 우유·유제품, 콩류, 육류 등

《건강 운동 지도사 양성 강습회 텍스트(하)》를 기초로 작성

등의 기능을 담당하는 것이 '영양소'이다.

단백질·당질·지질을 '3대 영양소', 비타민·미네랄을 '미량영양소', 이것을 합쳐서 '5대 영양소'로 부른다는 사실은 널리 알려져 있다.

여기에 더해 물과 식이섬유도 영양소는 아니지만 몸에 중요한 물질

이다.

그렇다면 이 5대 영양소가 체내에서 특히 근육과 어떤 관계가 있으며, 어떤 기능을 하는지 궁금증이 생긴다.

근육과 식사로 섭취한 각 영양소의 주요 기능의 관계를 나타낸 앞 페이지의 표를 보면 단백질은 주로 근육이나 혈액 등 몸 조직과 세포를 만들고, 당질이나 지질은 주로 근육을 비롯해 몸을 움직이는 에너지원이 되는 것을 알 수 있다.

각 영양소가 사용되는 비율을 살펴보면 몸 조직이나 세포를 만드는 물질로는 물에 이어 단백질이 가장 높고, 지질, 미네랄, 당질로 이어진다(183페이지 그림).

그런 점에서 '근육 공헌도' 면에서는 단백질이 특히 주목받는다. 이 때문에 단백질만 잘 섭취하면 충분하다고 생각하기 쉽지만 지질, 당질, 비타민, 미네랄에도 각기 충분한 역할이 있다.

지금부터는 순서대로 각 영양소와 근육의 관계를 살펴보자.

근육을
만드는 것은 단백질

우선은 단백질의 역할부터 알아보자.

단백질은 20종류의 아미노산이 사슬 모양으로 다수 연결된 것이다. 이것이 어떤 순서로 이어지는가, 연결 길이가 어느 정도인가에 따라 단백질의 종류와 기능이 결정된다.

이어지는 순서를 결정하는 것이 우리가 흔히 알고 있는 'DNA'라고 하는 유전자이며, 이 때문에 DNA는 '단백질의 설계도'라 불린다.

20종류의 아미노산 중 체내에서 합성하지 못하거나, 합성이 가능해도 극히 미량인 아미노산은 '필수아미노산'이라 한다. 이 중 하나가 결핍돼도 신체 유지와 성장에 문제가 발생하기 때문에 매일의 식사를 통해 잘 섭취해야 한다.

필수아미노산은 류신, 이소류신, 발린, 리신, 페닐알라닌, 트레오닌,

각 영양소의 성분 비율

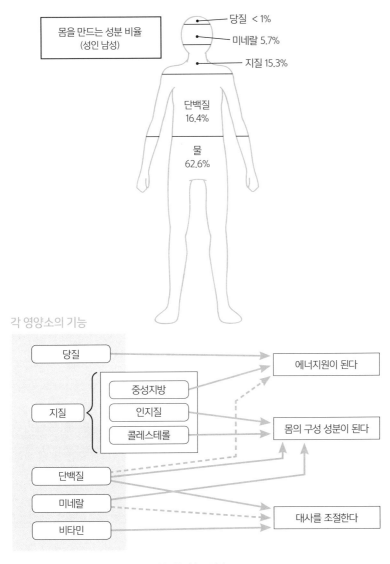

몸을 만드는 성분 비율
(성인 남성)

당질 < 1%

미네랄 5.7%

지질 15.3%

단백질
16.4%

물
62.6%

각 영양소의 기능

당질

지질
- 중성지방
- 인지질
- 콜레스테롤

단백질

미네랄

비타민

에너지원이 된다

몸의 구성 성분이 된다

대사를 조절한다

▶《건강 운동 지도사 양성 강습회 텍스트(하)》를 기초로 작성

메티오닌, 트립토판, 히스티딘 9종류이다.

이 중 류신, 이소류신, 발린 3가지를 합친 'BCAA(분지쇄아미노산)'는 근육을 움직이는 에너지원으로 사용되기도 하지만 그 비율은 높지 않다. 혹독한 다이어트로 당질이나 지질과 같은 에너지원이 부족한 경우 등 어쩔 수 없는 조건에 한정된다.

단백질은 근육과 혈액 등 신체 조직과 세포를 만드는 신체 조성 성분(체단백질)만이 아니라 체내 화학반응을 조절하는 효소이자, 면역 기능에 필요한 항체 등의 성분으로 신체 기능을 조절하는 중요한 역할을 한다.

식사를 통해 얻는 단백질에는 동물성과 식물성이 있다. 동물성은 고기와 생선, 달걀, 유제품 등에, 식물성은 두부와 낫토 등의 대두 제품에 많이 함유되어 있다.

우선 이들이 어떻게 다른지 살펴보면, 동물성이 식물성보다 필수아미노산이 균형 있게 들어 있으므로 근육과 혈액을 생각한다면 동물성 단백질의 섭취에 소홀해서는 안 된다.

흔히 '양질의 단백질을 섭취하자'라는 말을 듣는데, 이때 양질이란 필수아미노산이 골고루 함유되어 있어 체내에서 이용 효율이 높다는 의미이다.

다만 식물성이라도 밥이나 빵 등의 곡류와 콩류를 함께 섭취하면 각기 부족한 필수아미노산을 상호 보완할 수 있다. 밥에 낫토, 빵에 땅콩버터 등이 그 예이다.

단백질 섭취량에
주의한다

단백질은 근육을 비롯해 신체 조직이나 세포를 만드는 데 필수적이다. 그런데 연령이 높아질수록, 특히 여성의 경우 단백질 섭취량이 부족한 경향이 나타난다.

문제는 노화하면 근육이 생명을 지탱하는 원천이므로 한층 필요하고, 근감소증의 위험도 높아지는데 식생활에서는 단백질 섭취량이 거꾸로 줄어드는 것이다.

그 원인을 몇 가지 생각해볼 수 있다.

채소, 콩류, 해조류 등을 이용한 '거친 식단'이 건강식으로 알려져 단백질이 많은 고기, 어패류, 달걀, 유제품을 피하는 사람이 많아진 점과 더불어 패스트푸드 보급으로 인한 편식, 아침 식사를 거르는 습관과 젊은 여성의 경우는 과도한 다이어트로 식사량 감소와 같은 라이프스타일의 변화, 운동 부족과 신체 활동량이 감소해 식욕부진을 초래하는 점 등 다양하다.

특히 나이가 들면서 담박한 식단을 선호해 단백질이 풍부한 고기를 멀리한다든지, 식사량이 전반적으로 줄어드는 것도 이유다.

근육을 만드는 데 필수적인 하루의 단백질 권장량은 18세 이상의 경우 남성은 60g, 18세 이상 여성은 50g이라고 한다.

어느 식품에 단백질이 많이 함유되어 있는지 191페이지에 표로 정리하였으므로 잘 기억해두자. 특히 풍부한 것이 닭고기 안심과 가슴살, 돼지고기 안심과 간, 가다랑어와 참치의 붉은 살, 프로세스치즈, 달걀, 낫토와 두부 등의 대두 제품이다. 이들 재료를 매일 잘 활용해 단백질 1일 필요량을 반드시 확보하도록 하자.

또한 단백질을 잘 섭취하기 위해서는 어떤 식사 패턴으로 해야 좋은지 205페이지 '식사 밸런스 가이드'에서 추가로 설명하였으므로 참고하자.

근육을 움직이는
주요 에너지원은 당질

너무나 당연한 말이지만 운동에는 에너지가 필요하다. 예컨대 청소기는 전기라는 에너지가 있어서 모터가 돌아가고, 자동차는 가솔린이라는 에너지가 있어서 엔진이 움직인다.

사람 몸으로 말하자면 몸을 움직이는 것은 근육(골격근)이고, 이 근육을 움직이는 것이 ATP(아데노신삼인산)라는 에너지원 물질임을 2장에서 설명하였다.

근육을 움직이는 에너지원 물질을 만들어내는 영양소 중에서 가장 높은 비율을 차지하는 것이 당질이다. 당질의 일부는 혈액 속에 글루코스(혈당)로, 근육과 간에 글리코겐으로 저장되어 있다.

당질보다 '탄수화물'이라는 말이 더 익숙한 사람도 있을 것이다. 그러나 탄수화물은 당질만이 아니라 식이섬유를 포함하는 개념이다.

식이섬유에는 과일에 많이 함유된 펙틴, 곤약에 함유된 만난, 우엉에 함유된 이눌린 등 물에 잘 녹는 수용성이 있으며, 셀룰로오스, 헤미셀룰로오스 등 물에 잘 녹지 않는 불용성이 있다. 사람의 소화효소로는 가수분해가 되지 않기 때문에 소장 내에서 소화·흡수되지 않고 대장에 도달해 장내 세균에 의해 발효되어 단쇄지방산이 되는 식물 성분이다.

식이섬유는 정장 작용과 변비 해소 효과를 높이지만, 성인 1일 권장량 20g보다 과도하게 섭취하면 미량영양소의 흡수율 저하, 단백질이나 지질의 소화율 저하를 초래할 수 있다.

이 같은 이유로 이 책에서는 탄수화물이 아니라 당질이라는 단어를 사용한다.

당질을 섭취하면 뚱뚱해진다는 인식이 강해 최근엔 밥 등의 주식을 일절 먹지 않는 당질 제한 다이어트가 화제가 되고 있다.

그러나 근육을 비롯해 몸을 움직이는 주역인 당질을 다이어트 목적으로 일절 끊어버리면 여러 문제가 발생하게 된다.

당질 부족으로 단백질이 에너지원으로 사용되면 근육량, 근력이 줄어 체력이 저하될 뿐 아니라 콜라겐(이것도 단백질)도 뼈의 중요한 성분인 만큼 골밀도가 저하해 골다공증의 위험이 높아진다. 다이어트의 대가로는 너무 가혹한 일이다.

당질은 글리코겐으로 간에 100g 정도, 근육에 성인의 경우 300g 정도 저장되지만 식사에 따라 크게 변동한다. 예를 들면 고당질식에서는 글리코겐 저장량이 늘고, 고지방식에서는 감소한다.

간에 저장된 글리코겐은 분해되어 주로 뇌의 에너지가 되는 글루코스를 확보하기 위해 혈액으로 방출된다. 근육에 저장된 글리코겐은 근육의 에너지로만 이용된다.

당질과 단백질을 함께 섭취하면 혈당치가 상승해 인슐린이 분비되기 때문에 아미노산의 흡수가 높아지고, 체단백질화 작용이 촉진된다.

당질은 하루에 200g 정도 필요하지만 과다 섭취하면 체지방 증가로 이어지므로, 하루 총열량의 50% 이상 60% 이하를 기준으로 한다.

예컨대 하루 총열량을 1800kcal로 잡을 경우 당질 섭취 기준을 그 절반에서 2/3까지인 900~1200kcal 정도로 한다.

당질은 밥, 빵, 면류, 파스타 등에 많이 함유되어 있다. 191페이지를 참고해 과다 섭취에 주의하면서 필요한 양을 확보하자.

저강도 운동의
필수 에너지원 지질

지질은 흔히 알고 있는 중성지방이나 콜레스테롤 등을 아우르는 말이다.

워킹과 같은 장시간, 저강도 운동에서 에너지원으로 매우 유효하며, 근육을 움직여 운동 퍼포먼스를 유지하는 데 없어서는 안 된다.

지질(중성지방)은 식사로 직접 공급받거나, 과다 섭취한 단백질이나 당질을 합성해 체내에서 만들어지기도 하는데, 주로 지방조직에 저장되며, 다양한 조직이 에너지를 필요로 할 때 분해돼 유리지방산으로 혈액 내로 방출된다.

음식으로 섭취하는 지방도 단백질과 마찬가지로 동물성과 식물성이 있다. 일반적인 구분으로는 실내에 상온으로 방치했을 때 굳는 '포화지방산'이 많은 것이 동물성, 상온에서 굳지 않는 '불포화지방산'이 많은

느리게 나이 드는 비결 근육에 투자하라

식품명	함유량(g)
육류	
소 간	19.6
소고기(우둔살)	19.2
소고기(안심)	19.1
돼지고기(안심)	22.2
돼지고기(다리살)	20.5
돼지 간	20.4
영계육(가슴·껍질 제거)	23.3
영계육(안심)	23.0
영계육(다리·껍질 제거)	19.0
닭 간	18.9
어패류	
참치(붉은 살)	26.4
가다랑어(생·붉은 살)	25.8
연어	22.3
참돔	20.9
전갱이(생)	19.7
참가자미(생)	19.6
정어리(생)	19.2
오징어	17.9
대구	17.6
낙지(생)	16.4
가리비(생)	13.5
알류	
달걀(생)	12.3
채소류	
풋콩	11.7
대두·대두 가공품	
대두	33.8
낫토	16.5
모두부	6.6
연두부	4.9
두유	3.6
유제품	
프로세스치즈	22.7
저지방 우유	3.8
저지방 무당 요구르트	3.7

식품명	함유량(g)
곡류	
생메밀	54.5
생우동	56.8
생파스타	46.9
식빵	46.7
밥(정백미)	37.1
과일류	
바나나	22.5
귤	11.9
채소류	
단호박	20.6
누에콩	15.5
대두·대두 가공품	
대두	29.5
낫토	12.1
유제품	
유산균 음료	16.4

식품명	함유량(g)
육류	
소고기(우둔살)	18.7
소고기(안심)	15.0
어패류	
남방참다랑어(지방살)	28.3
정어리	9.2
대두·대두 가공품	
대두	19.7
낫토	10.0
모두부	4.2
연두부	3.0
두유	2.0
유제품·유지류	
마가린	83.1
유염 버터	81.0
프로세스치즈	26.0
일반 우유	3.8

※모두 100g당 함유량 《일본 식품 표준 성분표 2015년판(문부과학성)》을 기초로 작성

것이 식물성이다.

동물성은 콜레스테롤을 높이기 때문에 식물성이 좋다는 의견도 다수 있지만 생선 기름처럼 동물성에 있는 불포화지방산도 콜레스테롤을 낮추는 작용을 하므로 단순하게 잘라 말할 수는 없다.

다만 과다 섭취하면 피하지방이나 내장 지방이 축적되어 비만과 이상지질혈증과 같은 생활 습관병을 유발할 수 있으므로 하루 총열량의 25% 정도를 기준으로 해서 하루 30~40g이 적량이다.

지질은 소고기와 참치, 치즈 등의 유제품, 버터와 마가린 등의 유지류 그리고 대두에 많이 들어 있다. 조리할 때 올리브유나 샐러드유를 사용하면 지질 흡수량이 늘어난다.

참고로 지질을 많이 함유한 식품은 191페이지의 표로 확인할 수 있다. 이것 역시 과다 섭취에 주의하면서 적당량을 확보하자.

근육에 중요한 영양소의
효과를 높이는 비타민

비타민은 그 자체가 근육의 에너지가 된다든지, 신체 조직이나 세포를 만드는 것은 아니지만 몸의 생리를 조절하는 데 필수적인 미량영양소이다.

비타민은 수용성과 지용성이 있다.

수용성은 물에 녹기 때문에 소변 등으로 잘 배출되어 체내에 많이 저장되지 않는다.

한편 지용성은 기름과 함께 섭취하면 흡수율이 올라가지만 체외로 잘 배출되지 않기 때문에 과다 섭취하면 비타민과잉증과 같은 부작용을 유발한다.

수용성에는 비타민 B군 8종과 비타민 C까지 9종이 있으며, 지용성에는 비타민 A, 비타민 D, 비타민 E, 비타민 K 4종류가 있다. 이들 총

13종류가 우리 몸에서 다양한 기능을 하는 것이다.

필요한 양은 그렇게 많지 않지만 체내에서 합성되지 않거나 합성돼도 극히 소량이며, 저장이 어려운 것도 많아 매일 식사를 통해 충분히 섭취해야 한다.

특히 근육에 중요한 종류는 비타민 B_1, 비타민 B_2, 비타민 B_6, 비타민 D 4가지이다.

비타민 B_1, 비타민 B_2

비타민 B_1은 특히 돼지고기에 풍부하며, 간, 대두, 우유, 녹황색 채소, 곡류의 배아(쌀이라면 쌀겨) 부분에 많이 함유되어 있다. 주식으로 밥을 먹을 경우 정백미는 쌀겨를 대부분 제거하기 때문에 현미나 배아미 혹은 보리밥으로 바꾸는 것이 섭취량을 늘릴 수 있다.

한편 비타민 B_2는 간, 달걀, 장어, 낫토, 유제품, 녹황색 채소 등에 많다.

비타민 B_1과 비타민 B_2 모두 당질, 지질, 단백질로부터 에너지를 만들어내는(대사를 돕는) 등 체내에서 대단히 중요한 작용을 한다. 운동이나 활동에 특히 에너지를 많이 소비하는 사람이라면 그만큼 충분히 섭취해야 한다.

모두 물에 녹는 수용성비타민이므로 사용되지 않은 것은 소변으로 배출되기 때문에 과다 섭취로 인한 과잉증의 우려는 없다.

비타민 B6

비타민 B6는 어류에서는 가다랑어, 참치, 꽁치, 고등어, 연어 등에 함유되어 있으며, 육류에서는 닭고기, 닭·돼지·소의 간 등, 채소와 견과류에서는 마늘, 대두, 고구마, 참깨, 피스타치오, 과일에서는 바나나에 풍부하다.

비타민 B6는 근육을 만드는 데 절대적인 단백질을 아미노산에서 합성하거나, 신경전달물질인 도파민 등의 생리 활성 아민의 합성에 중요한 효소의 작용을 돕는 보조효소이기도 하다.

간혹 육상 선수가 경기 도중 수분 보급을 하면서 함께 바나나를 먹는 모습을 보게 된다. 바나나는 당질, 칼륨에 더해 비타민 B6도 함유하고 있어서 단백질이 근육에서 잘 사용되도록 하므로 의미가 있다.

비타민 B6의 하루 섭취량은 성인 남성 1.4mg, 성인 여성 1.2mg이다. 생선을 좋아하는 사람이라면 그리 어렵지 않게 얻을 수 있다.

식품에서 비타민 B6를 과다 섭취하는 일은 거의 없다. 그러나 서플먼트 등을 장기간 과도하게 복용하면 신경 장애를 일으켜 동작 제어 기능이 떨어질 수 있으므로 주의하자.

비타민 D

비타민 D는 연어, 가다랑어, 말린 잔멸치, 말린 정어리, 아귀 간 등 대부분의 어패류에 들어 있다. 버섯류는 목이버섯이나 말린 표고버섯 등, 육류는 돼지와 닭의 간 등에 많다. 그 외 메추리알과 달걀로도 섭취할 수 있다. 비타민 D는 지용성이므로 튀김이나 볶음 등 기름을 이용해 조리하는 것이 흡수율이 높다.

이렇게 음식으로 섭취하는 방법 외에도 비타민 D는 햇볕을 받아 체내에서 만들 수 있다. 피부 가까이에 있는 비타민 D의 전 단계 물질인 프로비타민 D_2(에르고스테롤), D_3(7-데히드로콜레스테롤)가 자외선을 받으면 합성된다.

하루에 필요한 비타민 D의 섭취량은 5.5μg이다. 햇볕을 쪼이는 것만으로 이 양을 체내에서 합성한다면 어느 정도 일광욕을 해야 하는지 일본 국립환경연구소와 도쿄가정대학의 연구 팀이 조사해 결과를 발표하였다.

태양광을 받는 부위를 얼굴과 양 손등으로 하고, 7월과 12월에 각 9시, 12시, 15시 측정을 조건으로 홋카이도 삿포로시, 이바라키현 쓰쿠바시, 오키나와현 나하시 3곳에서 실시했다.

쓰쿠바시에서는 7월의 12시에는 3.5분, 12월 12시에는 22.4분이 필요하다는 결과가 나왔으나 12월 12시 삿포로시에서는 76.4분으로 1시간 이상이 소요되었다.

이처럼 지역과 계절에 따른 조건의 차이를 고려해 일주일에 이틀 정도 햇볕에 길게는 30분 정도 얼굴, 팔, 복사뼈 아래 발 부분을 쪼여주는 것이 좋을 것이다.

다만 자외선에 과도하게 노출되면 기미와 주름의 원인이 되므로 더불어 주의도 필요하다.

느리게 나이 드는 비결 근육에 투자하라

비타민 D는 또한 칼슘이나 인과 같은 미네랄 흡수를 촉진해 혈액 속 칼슘 농도를 조절하는 중요한 작용을 한다.

칼슘이 뼈와 치아를 이루는 중요한 요소라는 사실은 널리 알려져 있다. 그뿐 아니라 혈액 속에서 근육의 수축이나 신경 전달 등에도 밀접하게 관여한다. 비타민 D가 칼슘 농도를 일정하게 유지한다는 것은 몸의 기본적인 기능을 뒷받침한다는 의미이다.

나이를 먹으면 점차 혈액 내 비타민 D 농도가 낮아지는 경향이 있다. 평소 햇볕을 '적당하게' 쏘이고, 어패류를 중심으로 비타민 D가 풍성한 식단을 항상 실천하도록 하자.

몸의 기능을
조절하는 미네랄

미네랄은 '무기질'이라고도 한다.

근육의 에너지원이 되지는 않지만 뼈나 치아, 근육 등 몸의 조직을 만드는 것뿐 아니라 몸의 기능을 조절하는 윤활유 같은 작용도 한다.

나트륨, 칼륨, 칼슘, 마그네슘, 황, 인, 크롬, 망간, 철, 구리, 아연, 셀레늄, 코발트, 몰리브덴, 염소, 요오드 16종류가 있는데 이 중 섭취 기준이 정해진 것은 황, 코발트, 염소를 제외한 13종이다.

근육에는 황이, 뼈와 치아에는 칼슘, 마그네슘, 인 등이 많다. 칼륨이나 마그네슘은 근육과 신경의 작용에, 칼슘은 혈액 응고에 관여한다.

칼슘이 부족하면 골다공증에, 철이 부족하면 빈혈에 걸리지만, 나트륨의 경우는 역으로 과다 섭취하면 고혈압과 뇌졸중 등 생활 습관병의 원인이 된다.

느리게 나이 드는 비결 근육에 투자하라

미네랄은 비타민과 마찬가지로 필요로 하는 양은 적지만 체내에서 합성되지 않고 저장이 어려운 것도 많아서 매일 식사로 섭취하지 않으면 안 된다.

물,
제6의 영양소

'제6의 영양소'로서 물은 다음과 같은 중요한 역할을 한다.

① 수용성 물질을 녹이는 성분으로서 화학반응이 일어나는 것을 돕고, 에너지 등 몸이 필요로 하는 물질을 만들어내는 데 관여한다(용매).

② 체내에서 화학반응에 필요한 영양소나 배설하는 노폐물을 옮긴다(운반).

③ pH(산성과 알칼리성의 농도)의 균형을 유지하여 체내에서 화학반응이 원활하게 이루어지도록 한다(산염기평형).

④ 세포 안팎의 농도를 조절하여 세포막의 침투압(액체 농도를 균일하게 하기 위한 압력)을 정상으로 맞추고 세포의 형태를 유지한다(침투압 조절).

⑤ 비열(1g당 물질의 온도를 1℃ 올리는 데 필요한 열량)과 기화열(액체에서 기체가 되는 데 필요한 열량)이 크기 때문에 추울 때는 순환해 체온을 올

리고, 더울 때는 증발해 체온을 내린다(체온의 유지·조절).

성인은 체외에서 하루 약 2000ml(약 2L)의 물을 섭취하고, 체내에서는 영양소 대사로 약 300ml의 물(대사수)이 만들어진다.

한편 소변이나 대변으로 하루 약 1400ml의 물이 배설되고, 땀과 날숨 등으로 약 900ml의 물이 소실된다.

체중의 1%의 수분을 잃으면 목마름을 느끼게 되고, 2% 이상이 되면 두통, 현기증, 구토, 저혈압, 심한 졸음, 실신 등 탈수 증상이 나타난다.

여기서 더 수분 저하가 진행되면 전신의 장기 기능이 떨어져 의식 장애를 일으키는 열사병이 나타난다. 고령자의 경우 열사병 위험이 한층 높은 이유는 체내에 예비 수분량이 적고, 갈증을 잘 느끼지 못해 수분 흡수를 게을리하기 때문이다.

또한 평소보다 땀을 흘리고 수분을 빼앗기기 쉬운 운동 시도 마찬가지. 물이나 0.1% 정도의 염분(전해질)을 함유한 스포츠 드링크 등으로 자주 수분을 보급해주도록 하자.

영양을 균형 있게
섭취하는 것이 최선

지금까지 3대 영양소를 비롯해 근육에 필요한 영양소가 어떤 역할을 하는지 살펴보았다.

단백질만 보더라도 근육을 합성하는 데 필수적인 기능 외에도 효소와 호르몬 등 몸의 생리를 조절하는 요소라는 점을 알게 되었다. 그렇다면 단백질을 많이 함유한 식품을 주식으로 먹으면 되는가 하겠지만 그렇지는 않다.

단백질을 많이 섭취했다고 해서 근육이 울퉁불퉁 만들어지는 것이 아니라, 오히려 과다 섭취하면 체지방 증가로 이어져 신장이나 간에 부담이 커진다.

또한 단백질을 충분히 섭취하고 있는데 생각보다 근육이 만들어지지 않는 경우도 있다. 이미 앞서 설명했듯 근육의 에너지원인 당질이나 지질이 부족하면 단백질을 보충해서 사용하기 때문에 근육을 합성하는 분량이 충분하지 못한 원인일 수 있다.

단백질, 당질, 지질의 균형이 잡혀 있지 않으면 이런 사태를 초래한다.

하루에 '무엇을', '얼마나' 먹을까

지금까지는 단백질, 당질, 지질, 비타민, 미네랄과 같은 영양소가 근육에 얼마만큼 중요한지, 왜 골고루 균형 있게 섭취해야 하는지 살펴보았다. 다음으로 알아야 할 것은 이를 위해 구체적으로 어떻게 하면 좋은가 하는 노하우이다.

우리는 매일 식재료를 생으로 혹은 볶거나 굽거나 찌거나 데치는 등 다양하게 조리 가공해 식사(요리)라는 형태로 영양소를 체내에 공급한다.

따라서 '영양을 균형 있게 섭취한다'는 것은 '균형 잡힌 식사를 한다'는 것과 같은 의미이다.

그런데 요리에는 다양한 식재료를 사용하므로 한 가지 영양소만 있는 것이 아니라 여러 영양소가 상호 작용하고 있다. 그런데 이 요리에

팽이 모양의 '식사 밸런스 가이드'

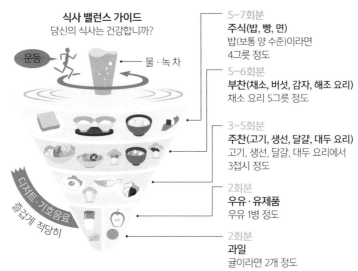

식사 밸런스 가이드
당신의 식사는 건강합니까?

운동

물·녹차

디저트·기호음료
즐겁게 적당히

5~7회분
주식(밥, 빵, 면)
밥(보통 양 수준)이라면
4그릇 정도

5~6회분
부찬(채소, 버섯, 감자, 해조 요리)
채소 요리 5그릇 정도

3~5회분
주찬(고기, 생선, 달걀, 대두 요리)
고기, 생선, 달걀, 대두 요리에서
3접시 정도

2회분
우유·유제품
우유 1병 정도

2회분
과일
귤이라면 2개 정도

▶ 농림수산성 자료

어떤 영양소가 얼마나 있는지, 과연 필요한 영양소의 양은 확보할 수 있는지 알기 위해 끼니마다 영양가를 조사해 세세하게 계산한다는 것은 영양 전문가가 아닌 한 불가능하다.

보다 손쉽게 하루에 '무엇을', '얼마나' 먹으면 균형 잡힌 좋은 식사가 되는지 알 수는 없을까.

이런 상황에 유용한 것이 '식사 밸런스 가이드'이다.

돌리며 노는 장난감 팽이 모양의 역삼각형으로 만들었다(위 그림).

잘 섭취해야 할 식사 요리 구분이 위에서부터 '주식', '부찬', '주찬', '우유·유제품', '과일'의 순서로 나뉘어 있으며, 팽이 축은 물과 녹차를,

식사 요리 구분	특징	요리	요리 양 기준	1일 표준량
주식	당질 공급원	밥, 빵, 면류, 파스타 등을 주재료로 하는 요리	1회분: 밥 작은 1그릇=주먹밥 1개=식빵 1장=롤빵 2개… 2회분: 우동 1그릇=소바 1판=스파게티 1그릇…	5~7회분
부찬	각종 비타민, 미네랄, 식이섬유 공급원	채소, 감자, 콩류(대두를 제외), 버섯, 해조 등을 주재료로 하는 요리	1회분: 간장 채소조림 1종지=초절임=나물… 2회분: 채소볶음이나 채소조림 1접시…	5~6회분
주찬	단백질, 지질 공급원	고기, 생선, 달걀, 대두, 대두 제품 등을 주재료로 하는 요리	1회분: 냉두부=낫토=달걀 프라이 등 달걀 1개 요리… 2회분: 생선구이=생선 요리(생선구이=튀김=회)… 3회분: 햄버그스테이크=돼지고기 생강구이=닭튀김 등 고기 요리 1인분…	3~5회분
우유·유제품	칼슘 공급원	우유, 요구르트, 치즈 등	1회분: 우유 반 잔=치즈 1조각=슬라이스 치즈 1장=요구르트 1팩… 2회분: 병 우유 1개…	2회분
과일	비타민 C, 칼륨 공급원	사과, 귤, 수박, 감, 배, 포도, 딸기 등 과일이나 과즙 100% 주스	1회분: 귤 1개=사과 1/2개=감 1개=배 1/2개=포도 1/2송이=복숭아 1개=또는 각각의 양에 해당하는 과즙 100% 주스	2회분

농림수산성 자료

팽이를 돌리는 채는 디저트와 기호음료를 의미한다. 물이나 녹차는 식사 중에 반드시 섭취하는 것이 좋다. 또한 디저트나 기호음료는 적당히 즐기는 선에서 조절한다.

이것이 팽이 모양으로 만들어진 이유는 각각의 식사 재료마다 과부족이 발생하면 역삼각 형태가 무너져서 회전이 원활하지 않게 되고, 지속적으로 돌지 못하면 멈춰서 쓰러지기 때문이다.

식사의 요리 구분은 주요 영양소의 공급원별로 나누었으며, 여기에 포함되는 요리, 요리의 양을 표시하는 기준, 즉 하루에 얼마나 먹으면 좋은지 표준량을 정리한 것이 옆 페이지의 표이다.

하루에 섭취하는 음식의 기준량은 '1회분', '2회분'으로 센다.

표의 '주식'란에 하루 기준량이 '5~7회분'이라 씌어 있는 것은, 예를 들면 공깃밥 1그릇을 요리 1회분으로 카운트한다. 이후 우동 1그릇을 먹으면 요리 2회분에 해당되며, 그 합계가 하루에 5~7회분이 되도록 아침·점심·저녁 3식으로 나누어 주식을 섭취하라는 의미이다.

주식 외 다른 식사의 요리 구분도 모두 마찬가지로 하루 표준량을 맞추도록 노력하면 1일 영양 밸런스가 잡힌 식사를 실현할 수 있다.

최근의 경향은 주찬의 비중이 높아지고 주식이나 부찬은 줄어드는 식생활 패턴이 두드러진다. 주찬에는 단백질 공급원인 고기나 생선을 이용한 요리가 많은데, 지질 함유도 높아 아무래도 서구형 식사가 되기 쉽다. 이처럼 식사를 치우쳐서 하게 되면 역삼각 형태가 무너져 팽이가 잘 돌지 못한다.

비타민과 미네랄이
풍부한 식사 패턴

매일의 식사에서 아무래도 부족하기 쉬운 것이 비타민과 미네랄과 같은 미량영양소이다.

우리 연구 팀에서 중고령자를 대상으로 실시한 조사에서 '식사 밸런스 가이드'의 '부찬' 카테고리의 식품 섭취가 충분하면 미량영양소를 균형 있게 공급받을 수 있다는 것이 밝혀졌다.

이 조사에서 우리가 설정한 식사 패턴은 다음 3가지이다.

제1의 식사 패턴……채소, 과일, 해조, 버섯, 감자류, 콩류(대두를 제외)를 주재료로 하고, 밥을 적게 하는 '부찬 우선형'.

제2의 식사 패턴……알코올 섭취가 많고, 생선을 주재료로 하면서 빵, 우유, 디저트류가 적은 '반주형'.

제3의 식사 패턴……과일, 유제품, 디저트, 절임류(녹황색 채소)를 주재료로 하고, 육류나 알코올 섭취가 적은 '간식형'.

각 식사 패턴별로 미량영양소와 상관관계를 산출했더니 지용성비타민(4종류), 수용성비타민(8종류), 미네랄(9종류)의 섭취량 모두에서 '부찬 우선형'이 '반주형', '간식형'을 상회하였고, 미량영양소의 영양 균형이 가장 좋은 것을 알 수 있었다.

특히 근육에 좋다고 하는 비타민 B_6의 섭취에 관해서는 '부찬 우선형'이 월등하다는 결과가 나왔다.

미량영양소의 부족이 우려되는 사람에게는 좋은 참고 자료가 될 것이다.

보조 영양제 의존은
제한적으로만

근육에 좋다는 이유로 '근육 영양제', '근육 증강 보충제'라 불리는 영양제를 많은 사람들이 찾는다. 식사만으로는 효율이 좋지 않다고 생각해 매일 손바닥에 수북할 정도의 양을 복용하는 '보조 영양제 신봉자'도 적지 않다.

행정적 정의는 아니지만 후생노동성에서는 보조 영양제에 대해 '특정 성분이 응축된 정제나 캡슐 형태의 제품'이라고 개념을 풀이하였으며, 넓은 의미에서 건강식품(건강 유지 및 증진을 위한 식품 전반)의 하나로 보고 있다. 국민생활센터도 '소비자가 건강에 좋다고 적극적 효과를 기대하고 섭취하는 의약품 이외의 식품'이라는 견해를 발표하였다.

이처럼 보조 영양제는 의약품이 아니라 식품이다. 드러그스토어나 인터넷에서도 손쉽게 구입할 수 있고, 정제나 캡슐, 드링크처럼 먹기 쉬운 형태로 보존이 간편하다. 또한 극히 미량의 영양소를 집중 표적으로 섭취할 수 있는 이점이 있다.

문제는 보조 영양제에 포함된 성분에 몸의 구조나 기능에 영양을 미치는 과학적 근거가 실제로 있는가 하는 점이다. 이것이 확실하게 인정된 건강 기능 식품(영양 기능 식품으로 인정된 보건용 식품)이 아니라면 오히려 먹지 않느니만 못하다.

시험관에서나 동물실험에 성공했다고 해서 그 성분이 인간에게도 통용되는 것은 아니다. 보조 영양제 광고에서 소개하는 체험담은 효과가 좋다는 내용만 선별된다. 그러나 정말 효과를 보지 못한 사람은 없었을까.

흥미롭게도 유효 성분 없이 모양과 맛만 모조해 만든 가짜 약을 투여하면서 '이 약이 효과가 있습니다'라고 말해주면 실제로 효과가 나타나는 사람이 있다. 필시 약을 먹었다는 긍정적인 믿음 때문일 것이다. 신약 개발에서는 이 같은 가짜 약을 이용한 임상 시험이 흔히 이루어진다.

투여되는 가짜 약을 '플라세보'라고 하여 이런 현상을 '플라세보효과'라고 부른다.

보조 영양제도 이 플라세보효과처럼 효과가 있다고 생각하는 케이스가 과연 없을 것인가.

복용할 때는 신뢰성, 안전성을 신중하게 판단해야 한다. 여기에 너무 안이하게 의존하면 과다 복용으로 이어질 위험이 있다.

본래는 필요한 영양소를 식사로 섭취하지 못하는 경우에 어쩔 수 없이 보급용으로 이용하는 것이 보조 영양제이다.

　앞에서도 언급한 식사 요리 구분의 균형을 잘 지킨다면 굳이 보조 영양제에 의지하지 않고도 필요한 영양소를 얻을 수 있을 것이다.

느리게 나이 드는 비결 근육에 투자하라

식사와 운동은
반드시 병행하자

식사로 영양소를 균형 있게 섭취하기만 하면 그것만으로 충분히 건강해진다고 생각하는 사람도 있지만 실은 그렇지 않다.

아무리 균형 있게 영양소를 섭취해도 운동 부족으로 이들 영양소가 체내에서 소비되지 못하면 비만이나 영양 과다로 인한 고혈당, 이상지질혈증, 고혈압, 대사 증후군과 같은 여러 질병이 유발된다.

역으로 아무리 운동을 해도 운동으로 소비된 에너지에 알맞은 여러 영양소를 매일 식사를 통해 공급하지 않으면 운동을 지속하기 힘들며 근육 합성도 원활하지 않다.

근육 강화는 식사(영양)에 신경 쓰면 충분하다, 운동만 열심히 하면 된다는 식으로 한쪽에 치우친 것이 아니라 균형 잡힌 식사와 적절한 운동이 반드시 세트로 함께해야 한다.

이렇게 하면 서서히 근육이 붙고, 떨어졌던 체력도 회복된다. 나아가 생활의 질(QOL)이 향상되며 자립(건강)수명도 틀림없이 길어질 것이다.

즐기면서 하는 것이 최고!

지금까지 체력의 유지·향상, 나아가 나이를 먹으면서 나타나는 체력 저하를 저지하기 위해서는 근육을 단련하는 것이 중요하다는 점을 강조했다. 이를 실현하기 위한 운동과 운동을 뒷받침하는 식사(영양 섭취)에 대해서도 충분히 설명하였다.

워킹, 조깅, 수영 등 널리 알려진 유산소 운동의 효과와 올바른 방법, 간단하게 할 수 있는 레지스턴스 운동(근력 운동)은 매우 유용한 정보이다. 이때 유산소 운동과 레지스턴스 운동의 요소를 겸비한 로잉(노 젓기) 운동이 매우 효과적이라는 점, 바쁜 사람에게 유용한 '다바타 프로토콜(다바타식 트레이닝)'까지 소개했다.

근육을 동원해 실시하는 어떤 운동이든 실천해야만 비로소 의미가 있다. 물론 그 무엇보다 즐기면서 하는 것이 최고임을 절대 잊지 말자.

**느리게 나이 드는 비결
근육에 투자하라**

초판 1쇄 발행 2024년 5월 20일

지은이 히구치 미쓰루
옮긴이 송수영
펴낸이 명혜정
펴낸곳 도서출판 이아소
디자인 이미연
교열 정수완

등록번호 제311-2004-00014호
등록일자 2004년 4월 22일
주소 04002 서울시 마포구 월드컵북로5나길 18 1012호
전화 (02)337-0446 **팩스** (02)337-0402

책값은 뒤표지에 있습니다.
ISBN 979-11-87113-70-6 13510

도서출판 이아소는 독자 여러분의 의견을 소중하게 생각합니다.
E-mail: iasobook@gmail.com